Infektionen natürlich behandeln
mit Teebaumöl

Das ätherische Wunderöl aus Australien gegen Pilze, Viren und Bakterien. Hilfe bei Hauterkrankungen, Wunden und Erkältungen

Dr. Nicole Schaenzler
Dr. med. Anke Joas

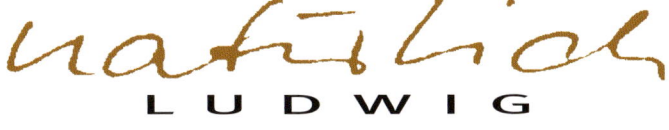

LUDWIG

Inhalt

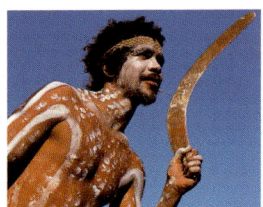

*Die australischen Urein-
wohner kamen vor etwa
70 000 Jahren vom asiati-
schen Festland auf den
fünften Kontinent.*

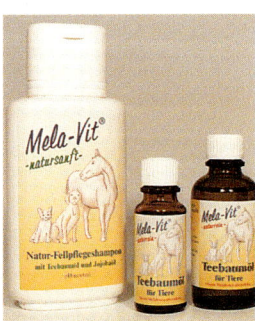

*Mittlerweile gibt es eine
breite Palette von
Teebaumölprodukten zur
Heilung und zur Pflege –
auch für Tiere.*

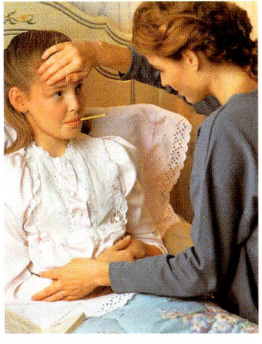

Teebaumöl unterstützt den Abwehrkampf des Körpers gegen Krankheitserreger.

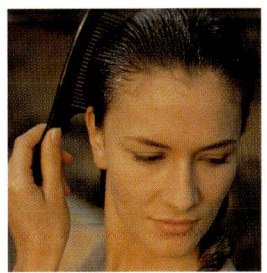

Teebaumölanwendungen eignen sich für jeden Haartyp.

Vorwort

Das 20. Jahrhundert steht bislang ganz im Zeichen der Schulmedizin: Künstlich hergestellte Medikamente und komplizierte technische Methoden standen und stehen bei der Heilung von Krankheiten im Vordergrund. Wegen der Belastungen, die sie für den Patienten aber teilweise mit sich bringen, und aufgrund der Erkenntnis, daß auch dieser technischen Medizin Grenzen gesetzt sind, finden gerade in letzter Zeit natürliche Mittel zunehmend Aufmerksamkeit.

Darüber hinaus hat es die Schulmedizin offenbar versäumt, den Patienten als ganzheitliche Persönlichkeit zu sehen. Heute ist vor allem der Spezialist gefragt, wenn es um körperliche Beschwerden geht: Der Betroffene muß sich deshalb vor einem Arztbesuch selbst genau überlegen, welcher Spezialist am ehesten für seine Beschwerden in Frage kommt.

Die Naturmedizin setzt auf Ganzheitlichkeit

Den einzelnen Menschen als ganzheitliche Persönlichkeit zu erfassen – auf dieser Maxime beruht die naturheilkundliche Medizin. Anders als die Schulmedizin, die wegen der enormen Informationsfülle und der komplizierten Zusammenhänge innerhalb der einzelnen Fachgebiete auf das Detailwissen der Spezialisten setzt, bewerten alternative Heilmethoden die physischen und emotionalen Bedürfnisse des Patienten. Davon ausgehend, daß allein der Einklang von Körper, Geist und Seele die Voraussetzung für ein intaktes Immunsystem, für Wohlbefinden und Gesundheit ist, zielt die Naturmedizin auf Behandlungsmethoden, die den gesamten Organismus wieder ins Gleichgewicht bringen – erst in zweiter Linie geht es ihr um Symptombeseitigung.

Kooperation von Schul- und Naturmedizin

Die wissenschaftlichen Erkenntnisse und modernen Behandlungsweisen der Schulmedizin mit dem traditionellen Wissen der alternativen Heilmethoden zu verbinden – das wird wohl die

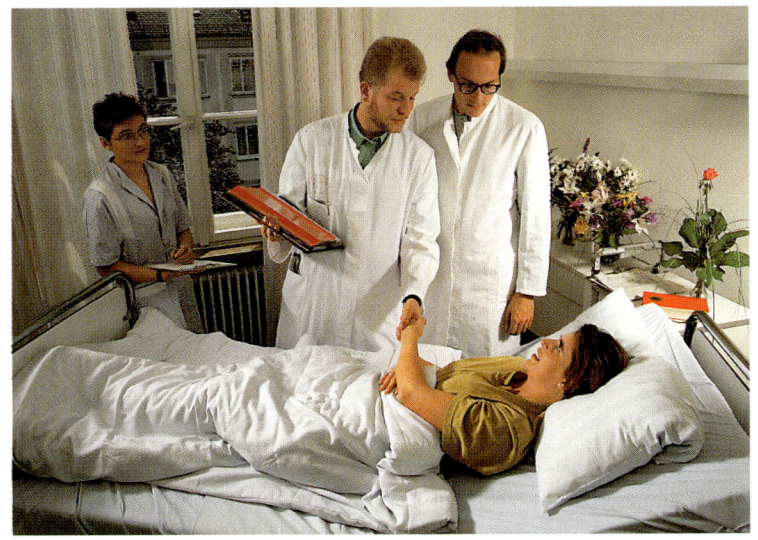

Medizin der Zukunft: Es wäre durchaus denkbar, daß man z. B. bei Notfällen weiterhin die moderne Apparatemedizin einsetzt und bei chronischen Erkrankungen den Genesungsprozeß durch Naturheilmittel unterstützt.

Aufgabe der Ärzte von morgen sein. Dabei gilt es, die unterschiedlichen Ansätze in bezug auf Ursachenforschung und Therapieformen von Krankheiten in einen sinnvollen Zusammenhang zu setzen.

Teebaumöl – ein unverzichtbares Heilmittel der Zukunft

Eines der Naturheilmittel, dessen Wirksamkeit bei bestimmten Erkrankungen und bei verschiedenen Infektionen inzwischen unbestritten ist, ist das Teebaumöl. Um so erstaunlicher ist es, daß das Teebaumöl so viele Jahre in Vergessenheit geraten war. Doch bescheinigen ebenso Naturheilkundler wie aufgeschlossene Schulmediziner dem Teebaumöl eine große Zukunft in bezug auf die gezielte Behandlung von bestimmten Beschwerden.
In diesem Buch möchten wir Sie mit der Geschichte dieses erstaunlichen Naturheilmittels vertraut machen und Ihnen die wichtigsten Behandlungsmöglichkeiten mit Teebaumöl vorstellen. Am Ende des Buches finden Sie zur schnellen Orientierung Behandlungsmöglichkeiten von Akne bis Zahnfleischentzündung in alphabetischer Reihenfolge.

Dr. Nicole Schaenzler
Dr. med. Anke Joas

Die Zusammenarbeit von Natur- und Schulmedizin ist schon deshalb äußerst wünschenswert, weil ein eindeutiger Krankheitsbefund nicht immer möglich ist. In solchen Fällen können Naturarzneien manchmal schon wirksam sein, während der Schulmediziner zögern würde, ein bestimmtes Präparat einzusetzen.

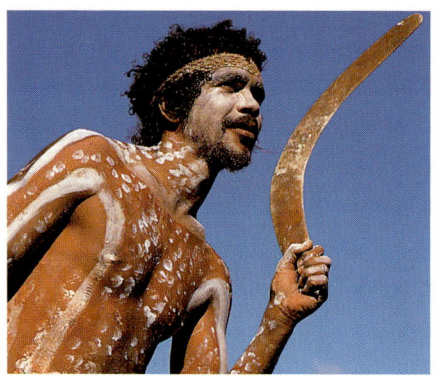

*Die australischen Ureinwohner entdeck-
ten Teebaumöl als Heilmittel.*

Melaleuca alternifolia – ein Heilmittel mit Tradition

Melaleuca alternifolia, eine Pflanzenart, die bei uns unter dem Namen Teebaum bekannt ist, liefert uns eines der ältesten Naturheilmittel der Erde: das Teebaumöl. Vermutlich schon vor mehr als 50 000 Jahren entdeckten die Ureinwohner Australiens, die Aborigines, dieses enorm vielseitige Urgewächs. Mit dem aus den Blättern gewonnenen Öl behandelten sie erfolgreich die unterschiedlichsten Krankheiten und Verwundungen.

Australien – das Herkunftsland des Teebaums

Als kleinster Kontinent und zugleich größte Insel der Erde ist Australien, dank seiner isolierten Lage und der geologischen und klimatischen Vielfalt, die Heimat vieler Pflanzen- und Tierarten, die nirgendwo sonst auf der Welt zu finden sind. So trifft man z. B. nur in Australien auf bestimmte Eukalyptusarten und Teebäume, auf Känguruhs, Schnabeltiere oder Koalas.

Von Gebirgen bis hin zu weiten Ebenen, von weitläufigen Halbwüsten- und Wüstenlandschaften bis hin zu tropischen Regenwäldern und atemberaubenden Riffen präsentiert sich Australien als landschaftlich überaus abwechslungsreiches Gebiet und hat von jeher das Interesse der Wissenschaftler auf sich gezogen.

Im Landesinnern fällt der größte Teil der Niederschläge in Form von Starkregen, bei tropischen Wirbelstürmen oder massiven Gewittern. Der für unsere Breitengrade typische mäßige, aber bisweilen lang anhaltende Landregen kommt in Australien äußerst selten vor.

Australien – der trockenste Kontinent der Erde

Australien hat Anteil an tropischen, subtropischen und gemäßigten Klimazonen. Nur Teile der küstennahen Gebiete erhalten ganzjährig oder zu bestimmten Jahreszeiten ausreichend Niederschläge. Im Landesinneren und Westen dagegen gibt es riesige Trockengebiete. Immer wieder kommen Hitzeperioden mit Tagestemperaturen von über 40 °C vor. Die damit einhergehenden Dürrephasen können mehrere Jahre andauern und die Landwirtschaft, die in Australien noch eine große Rolle spielt, stark beeinträchtigen.

Zur Erdgeschichte Australiens

Einst gehörte Australien zusammen mit Tasmanien, Neuseeland, Neuguinea, Hochafrika, Madagaskar und Vorderindien zur Landmasse des Gondwanalands. Vor ca. 60 Millionen Jahren lösten sich mehr als 3,5 Millionen Quadratkilometer vom asiatischen Festland ab. Heute bildet der Kontinent mit Tasmanien und einigen Inselgruppen den Australischen Bund.

Im Norden Australiens ist der heißeste Monat im Jahr der November, im Süden verschiebt sich das Temperaturmaximum in der Regel auf Dezember und Januar.

Von einem Extrem ins andere – das australische Klima

Aufgrund der Trockenheit und der großen Entfernungen zum Meer sind die Temperaturunterschiede zwischen Tag und Nacht vor allem im Landesinnern außerordentlich stark. Die Mittagstemperaturen erreichen öfter über 40 °C; dagegen sinkt die Temperatur bereits in den frühen Abendstunden dramatisch, bis sie schließlich die Gefrierpunktgrenze weit unterschritten hat. Zudem weichen die Durchschnittstemperaturen innerhalb des Landes teilweise deutlich voneinander ab. Weil Australien auf der Südhalbkugel liegt und sein südlicher Teil der Antarktis zugewandt ist, herrscht dort naturgemäß ein relativ kühles Klima. Dagegen weisen die nördlichen, äquatornahen Regionen subtropisches bis tropisches Klima auf. Hier treten Fröste so gut wie nie auf.

Wegen des Ozonlochs über der Antarktis dürfen sich in einigen Regionen Australiens die Bewohner inzwischen nur noch ein bis zwei Stunden täglich in der Sonne aufhalten.

Eukalyptus und Teebaum – die Könige der Pflanzenwelt

Den wechselhaften klimatischen Verhältnissen in Australien entspricht die abwechslungsreiche Vegetation. An den Küsten im Norden und Nordosten wachsen Sumpf- und Mangrovewälder. Die Ostküste von Queensland ist die Domäne des tropischen Regenwalds: Nur hier kommt er in Australien zusammenhängend vor; nördlich und südlich davon findet man Regenwälder dagegen nur in den Schluchten. Dazwischen gibt es Lorbeerwälder und Feuchtsavannen.

Aufgrund der erdgeschichtlichen Entwicklung und der besonderen klimatischen Verhältnisse gibt es viele Pflanzenarten, die allein in Australien anzutreffen sind. Die berühmtesten Vertreter dieser nur dort wachsenden Arten sind die Eukalypten.

Aber auch die Myrtengewächse, zu denen der Teebaum gehört, sind Pflanzen, die man lediglich auf dem fünften Kontinent findet. Dabei variieren – je nach Standort – die einzelnen Teebaumarten in Wuchs, Farben und Blüten teilweise beträchtlich. Schließlich dokumentieren über 1000 verschiedene Silberbaumgewächse (Proteaceae), Akazien (Acacia), Grasbäume (Xanthorrhoea) und viele Kasuarinenarten (Casuarina) die beeindruckende Vielfalt der australischen Flora.

Das Great Barrier Reef ist mit etwa 2000 Kilometer Länge das größte Riff der Welt. Es ist der australischen Ostküste vorgelagert und gehört – neben dem Ayers Rock – zu den touristischen Hauptattraktionen des Landes.

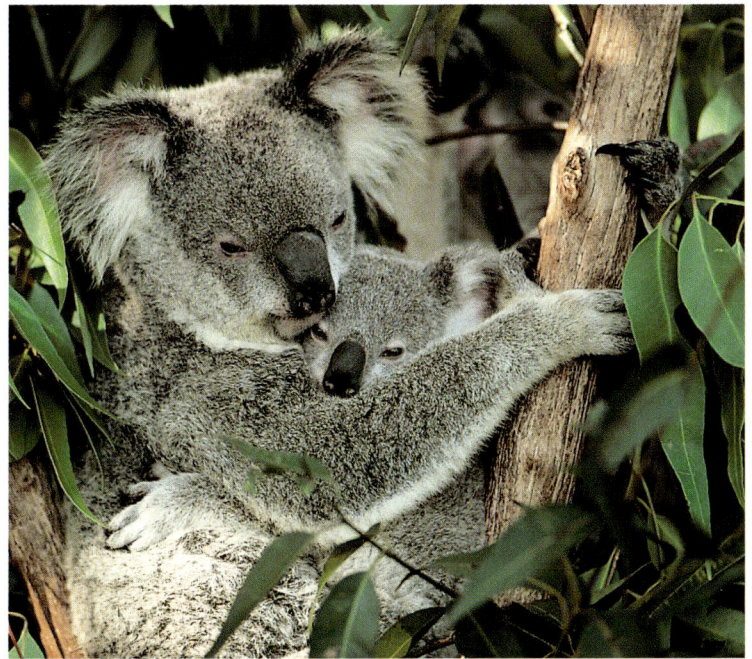

Eines der bekanntesten australischen Tiere: der Koalabär. Er ernährt sich hauptsächlich von Eukalyptusblättern.

Eukalyptus – der größte Baum der Erde

Das Wort »Eukalyptus« ist griechisch und bedeutet »der Wohlverhüllte«, womit auf den haubenartig geschlossenen Blütenkelch dieses Baumes angespielt wird. Bis zu 150 Meter hoch wird der immergrüne Eukalyptusbaum, der mit seinen einfachen, ganzrandigen Blättern zu den waldbildenden Arten von Australien und Tasmanien gehört. Vor allem die Koalabären sind auf den großflächigen Bestand dieser Baumart angewiesen: Sie ernähren sich hauptsächlich von den Blättern.

Die Rinde, das Harz und die Blätter von manchen Eukalyptusarten werden seit langem für die Naturheilkunde genutzt. So wird das bekannte ätherische Eukalyptusöl, das sich als Mittel zum Inhalieren und Einreiben bei Krankheiten der Atmungsorgane besonders bewährt hat, ausschließlich aus Blättern und Holz gewonnen und nicht, wie oft irrtümlich angenommen wird, aus den Früchten des Eukalyptus: Diese sind letztlich nichts anderes als holzige Kapseln und enthalten die wohltuende Substanz, die für den Eukalyptus charakteristisch ist, nur in geringsten Mengen.

Große Teile West- und Zentralaustraliens werden oft als Wüsten bezeichnet, weil Menschen mit ihren Haustieren dort nicht leben können. Nach dem Pflanzenwuchs zu urteilen, sind es jedoch meist Halbwüsten.

Zur Botanik des Teebaums

Der Teebaum wächst in Australien nur an der Nordküste von New South Wales und im südlichen Queensland – also an der feuchtwarmen Ostküste des Kontinents. Er gehört zur Gattung der Melaleuca aus der Familie der Myrtengewächse, die mit über 300 verschiedenen Arten sehr vielfältig ist. Zur Gewinnung des wertvollen Teebaumöls sind jedoch lediglich die Blätter der Art Melaleuca alternifolia optimal geeignet: Wegen ihrer besonderen Zusammensetzung garantieren nur sie die Ölqualität, die für die therapeutische Wirkung unerläßlich ist.

Magie und Medizin der australischen Ureinwohner

Einst lebten schätzungsweise 300 000 Aborigines in Australien. (Heute gibt es nur noch rund 28 000 der Ureinwohner.) Seit Jahrtausenden ist in Australien die medizinische Anwendung von Pflanzen verbreitet. So stellten die Aborigines aus den Schätzen der Natur Getränke und äußerlich anwendbare Heilmittel her. In einer Zeit, in der Heilung noch magisch bestimmt war, waren auch bestimmte Rituale für den Heilungsprozeß enorm wichtig.

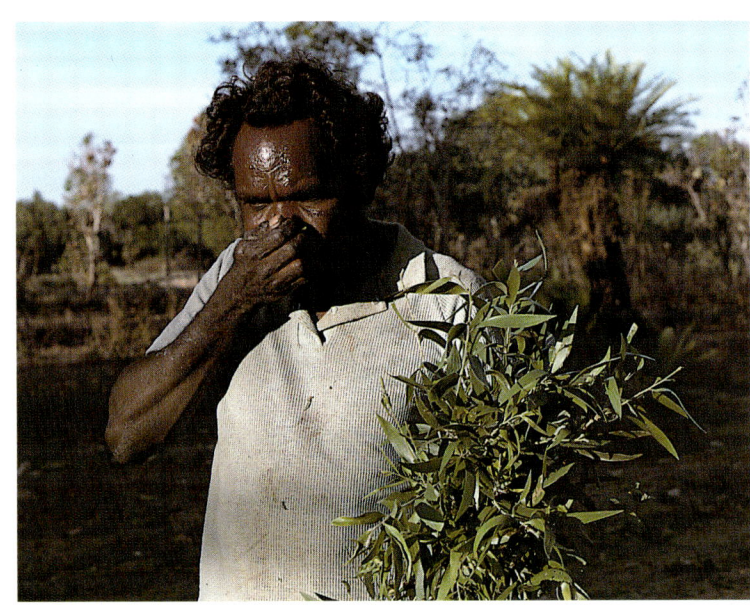

Viele Teebaumarten (hier Melaleuca leucadendron, der »weinende Teebaum«) enthalten den Wirkstoff Cineol, der auch im Eukalyptusöl vorkommt. Er hilft bei Erkältungskrankheiten. Doch nur eine Teebaumart – Melaleuca alternifolia – besitzt eine Wirkstoffkombination, die sie einzigartig in der Heilwirkung macht.

Teebaum – ein uraltes Heilmittel

Die ersten, die den Teebaum als Heilmittel zu nutzen wußten, waren höchstwahrscheinlich Angehörige des Stamms der Bundjalung-Aborigines, die im nördlichen New South Wales lebten. Sie entdeckten die starke, reinigende und heilungsfördernde Wirkung dieses Öls. Die Teebaumblätter wurden zerdrückt und eingeweicht, bevor sie mit Wasser aufgegossen und als Tee zubereitet wurden. Mit dem Aufguß behandelte man Wunden, Verbrennungen und allgemeine Schmerzen. Eine andere bewährte Behandlungsmethode war, einen Brei aus zerdrückten Teebaumblättern und warmem Lehm zu rühren, den man zur Behandlung von Infektionen und Hauterkrankungen verwendete. Oder die zerdrückten Blätter wurden mit Tierfett vermischt und zu Salben verarbeitet. Auch der milchige Saft der Pflanzen wurde zu Heilungszwecken herangezogen, indem er einfach auf Wunden, Verletzungen und sogar auf Muskelzerrungen geträufelt wurde.

Seit der Ansiedlung der Europäer ab 1788 fristeten die Aborigines in ihrer Heimat ein freudloses Dasein: Ihrer Wohn- und Jagdgebiete weitgehend beraubt, mußten sie hilflos mit ansehen, wie ihre Kultstätten, vor allem im Landesinnern, entweiht und immer stärker zerstört wurden.

Die Aromatherapien der Aborigines

Während hierzulande die heilende Wirkung von Aromaölen erst in den letzten Jahren verstärkt an Bedeutung gewonnen hat, haben die Aborigines immer schon ätherische Öle inhaliert, um Erkrankungen der Atemwege zu lindern, aber auch um seelische Ausgeglichenheit zu erlangen oder Müdigkeit und Kraftlosigkeit zu bekämpfen. Dafür zerdrückten sie die aromatischen Blätter, oder sie legten blättertragende Zweige übers Feuer, beugten sich darüber und atmeten eine Zeitlang den aufsteigenden Rauch ein.

Früher glaubten die Aborigines, daß schwere Krankheiten und sogar der Tod durch böswillige Geister herbeigeführt würden. Auch heute noch halten ältere australische Ureinwohner Rituale ab, die die bösen Geister verjagen sollen.

Der Niedergang der natürlichen Heilmittel

Heute wenden die Aborigines kaum noch ihre ehemals so erfolgreichen Heilverfahren an. Wohl unter dem Einfluß der Missionare kamen sie mit den Praktiken der westlichen Medizin in Berührung, wodurch nach und nach ihre traditionellen Heilmittel – Kräuter, Tierfette, Dampfbäder, (Schlamm-)Massagen – in Vergessenheit gerieten.

Das Teebaumöl erobert Europa

Die erste Niederschrift über den Teebaum findet man in den Aufzeichnungen des Botanikers Sir Joseph Banks, der mit dem englischen Seefahrer James Cook 1770 nach Australien kam.

1770 war nicht nur das Jahr der Entdeckung Australiens, sondern auch das Jahr, in dem das Teebaumöl nach Europa gelangte. In jenem Jahr erreichte der Seefahrer James Cook als Leutnant der British Royal Navy mit seiner »HMS Endeavour« Botany Bay an der Südostküste Australiens. Dort sollte später Sydney gegründet werden. An Bord war auch der Botaniker Sir Joseph Banks, der von der vielfältigen Vegetation des gerade erst entdeckten Kontinents sehr beeindruckt war. Ihm ist es zu verdanken, daß die Substanz des Teebaums schließlich in den englischen Labors landete und dort erstmalig wissenschaftlich erforscht wurde: Während der Erkundungsexpedition in die nordöstlich gelegenen Küstenregionen, dem heutigen New South Wales, sammelte er die aromatisch duftenden Blätter der dichten Baumgehölze. Noch vor der Landung in der englischen Heimat machte er erste Experimente mit der ihm völlig unbekannten öligen Flüssigkeit, die er aus zerkleinerten und zerdrückten Teebaumblättern gewonnen hatte.

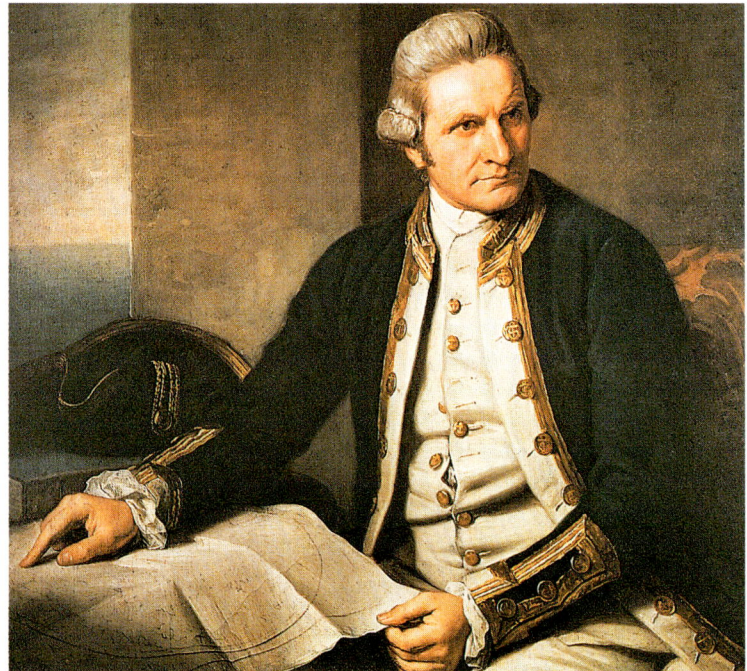

Dem englischen Weltumsegler James Cook (1728–1779) ist es zu verdanken, daß das Teebaumöl nach Europa gelangte.

Die Briten lernen eine neue Teesorte kennen

Sir Joseph Banks lernte die verschiedenen Zubereitungsarten wohl bei den Aborigines kennen und sah, wie sie sorgfältig die Blätter zerdrückten und diese dann mit heißem Wasser aufgossen. Während der langen Schiffahrt zurück in die englische Heimat lernten er, James Cook, und die übrige Besatzung selbst den angenehm würzigen und erfrischenden Tee schätzen, den man aus den Blättern eines Baumes herstellte und der ihnen bis dahin völlig unbekannt gewesen war. Sogar für selbstgebrautes Bier schienen die Blätter des Teebaums geeignet: James Cook kreierte aus einer Mischung aus Fichtennadeln und Teebaumblättern ein schmackhaftes Bier, das jeder an Bord nach einem langen Arbeitstag gern trank.

Die Aborigines waren nicht nur die Entdecker des Teebaumöls, sondern sie entwickelten auch bereits jene Methoden der Teebaumölgewinnung, die heute noch – wenn auch mit modernen Geräten – angewandt werden.

Aufstockung der Schiffsapotheke

Es ist bekannt, daß es auf den monatelangen Schiffsfahrten der großen Entdeckungsreisenden immer wieder zu Vitaminmangelerkrankungen (Skorbut), Haut- und anderen Erkrankungen kam, die aufgrund einseitiger Ernährung und schlechter hygienischer Verhältnisse entstanden und bisweilen tödliche Folgen hatten. Auch James Cook und seine Besatzung waren davon betroffen. Als die ersten Hautkrankheiten auftraten, verabreichte Cook den Kranken kurzerhand einen Sud aus Teebaumblättern. Tatsächlich zeigte die Behandlung Erfolg, und die Betroffenen wurden wieder gesund. Auf James Cook ist auch der Name Teebaum zurückzuführen: Da er die Verarbeitung der Blätter bis dahin nur als Tee-Ersatz kennengelernt hatte, nannte er die Pflanzengattung fortan Tea-Tree, also Teebaum.

Oft wird der Teebaum auch Ti Tree genannt. Doch dieser Begriff ist irreführend, da die australischen Ureinwohner mit Ti einen ganz anderen Baum, nämlich ein palmenartiges Gewächs (Cordyline australis) aus Neuseeland, bezeichnen.

Teebaumöl – zunächst nur für Eingeweihte

Obwohl James Cook und Sir Joseph Banks bereits beste Erfahrungen mit der Heilkraft des Teebaumöls gemacht hatten, gerieten ihre Erkenntnisse erst einmal wieder in Vergessenheit. Zwar machten sich auch die Siedler, die sich in der Folgezeit nach Cooks Entdeckung in Australien niederließen, schnell die Pflanzenheilkunde der Aborigines zu eigen und behandelten vor allem mit Eukalyptus- und Teebaumöl erfolgreich ihre Krankheiten und Verletzungen, wobei das Teebaumöl gegen alle Arten von Infektionen eingesetzt wurde. Aber alles in allem dauerte es bis zu den zwanziger Jahren dieses Jahrhunderts, ehe man sich wieder auf die Heilkräfte des Teebaumöls besann und damit begann, sie zu erforschen.

Die bahnbrechende Penfold-Studie

Als Pionier bei der Erforschung des Teebaumöls gilt der australische Museumsdirektor und Chemiker Dr. Arthur R. Penfold. Im Jahr 1922 begann er in Sydney eine dreijährige Reihenuntersuchung, bei der die Eigenschaften und Wirkungen des Teebaums erforscht werden sollten. Davon ausgehend, daß es sich bei dem aus den Blättern des Baumes gewonnenen Öl um ein vorzügliches Antiseptikum handelte, setzte Penfold alles daran, dies mit zahlreichen Untersuchungen wissenschaftlich zu belegen. Seine Ergebnisse, die er 1925 veröffentlichte, waren in jeder Hinsicht verblüffend.

● Die antiseptischen und bakteriziden (keimtötenden) Eigenschaften des Teebaumöls waren 13mal stärker als die von Karbolsäure (Phenol) – damals das meistverwendete Antiseptikum.
● Das Teebaumöl war, wie Penfold nachwies, besonders gewebeschonend und nicht toxisch (giftig).
● Lediglich eine Art der untersuchten Teebäume enthielt die optimale Zusammensetzung der antibakteriellen Stoffe, und zwar jene, die in den Feuchtgebieten und Sümpfen von Bungawalbyn im Norden von New South Wales wuchsen.

Nachdem Penfold seine Untersuchungen veröffentlicht hatte, begannen sich sofort mehrere Wissenschaftler auf der ganzen Welt näher mit dem Teebaum zu befassen. In den dreißiger Jahren folgten zahlreiche medizinische Studien, in denen die Wirkung von Teebaumöl, teilweise auch im direkten Vergleich mit anderen bewährten Arzneimitteln, genau erforscht und die absolut einmalige, dreifache Wirkung gegen Bakterien, Viren und Pilze bestätigt wurde.

Bis heute ist keine andere Pflanze und auch kein anderer synthetisch hergestellter Wirkstoff bekannt, der – wie das Teebaumöl – sowohl gegen Bakterien und Pilze als auch gegen Viren wirkt.

Die unterschiedlichen Stoffe des Teebaumöls geben den Wissenschaftlern noch immer Rätsel auf. So weiß man bis heute nicht genau, weshalb eine bestimmte Bodenbeschaffenheit sich so positiv auf die Inhaltsstoffe auswirkt, während die Heilkraft von Bäumen, die in anderen Gegenden wachsen, ungleich geringer ist.

Teebaumöl kontra Penizillin

In den folgenden Jahren genoß das Teebaumöl ein hohes Ansehen, und während des Zweiten Weltkrieges war es eines der wichtigsten Medikamente zur Behandlung von Verletzungen, so daß bei den australischen Truppen das Teebaumöl zur Grundausstattung jedes Erste-Hilfe-Koffers gehörte. Doch als zu Beginn der vierziger Jahre das erste Reinpräparat des Wundermittels Penizillin im Sturm die Welt eroberte, verlor es seine große Bedeutung. Die Australier ließen sich jedoch nicht davon abbringen, ihrem Teebaumöl weiterhin treu zu bleiben. Im Gegenteil: Nach Kriegsende begann man damit, den Baum zunächst auf kleineren Flächen und später dann auf großen Plantagen anzubauen.

Rückbesinnung auf natürliche Heilmittel

Durch die Verbreitung von Penizillin und anderen synthetisch hergestellten Medikamenten fristete das Teebaumöl in Europa und den USA bis in die siebziger Jahre erst einmal wieder ein Schattendasein. Doch sorgten die verstärkten Bemühungen der Australier um das Teebaumöl dafür, daß immer mehr Erkenntnisse über den therapeutischen Nutzen des Aromaöls gewonnen wurden. Und als man sich dann – im Zuge der allgemeinen Rückbesinnung auf alternative Heilmethoden – allmählich auch wieder den natürlichen Heilmitteln zuwandte, war das Teebaumöl, neben dem Eukalyptusöl, die Substanz, der sofort besondere Aufmerksamkeit zuteil wurde. Nicht nur die Heilkundler, sondern auch Fachmediziner waren beeindruckt von der Vielseitigkeit des Teebaumöls, obwohl ja bereits in den zwanziger und dreißiger Jahren die wesentlichen Fakten rund um die Welt gegangen waren.

Nicht jedes Antibiotikum bekämpft alle Bakterien. Die wenigen Substanzen, die gegen viele Bakterienarten gleichzeitig wirken, nennt man Breitband- oder Breitspektrum-Antibiotika. Bevor man zu Antibiotika greift, sollte man sich immer erst einmal überlegen, ob der Körper nicht vielleicht auch allein mit der Infektion fertig werden könnte. Doch Vorsicht: Das gilt natürlich nicht bei hochgradig ansteckenden oder lebensgefährlichen Infektionen!

Keine schriftlichen Zeugnisse

Die Aborigines gaben ihre Kenntnisse immer nur mündlich weiter. Deshalb hatten Forscher keinerlei »harte« Überlieferung, auf die sie hätten zurückgreifen können.

Teebäume werden in Australien meist auf Plantagen angebaut und gezüchtet. Die ölhaltigen Blätter können das ganze Jahr über geerntet werden. Es gibt allerdings auch Teebaumöl, das aus Wildsammlungen gewonnen wird.

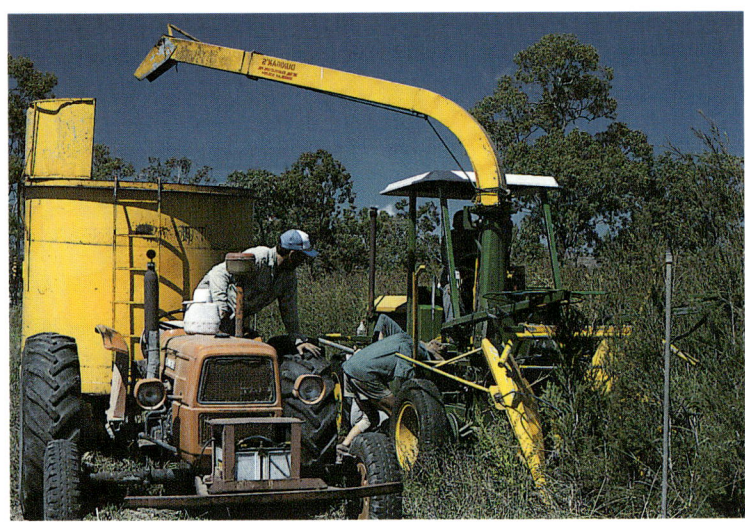

Teebaumölproduktion – ein Geschäft mit Zukunft

Während die ersten Präparate aus der Teebaumzucht in Australien anfangs hauptsächlich auf Wochenmärkten verkauft wurden, erhält man Teebaumöl heute überall in Apotheken und Naturkostläden. Mittlerweile gibt es viele große Plantagen und immer mehr Unternehmen, die Teebaumöl produzieren und exportieren und die damit alljährlich ein außerordentlich gutes Geschäft machen: 1985 wurden zehn Tonnen Teebaumöl produziert, 1989 waren es schon rund 60 Tonnen, 1992 lag der weltweite Absatz bereits bei 700 Tonnen – Tendenz steigend.

Der Begriff »Teebaum« ist volkstümlich und eigentlich kein anerkannter botanischer bzw. medizinischer Fachbegriff. Botaniker und Ärzte verstehen darunter verschiedene Bäume der Gattung Melaleuca aus der Familie der Myrtengewächse.

Vielfältige Verwendungszwecke

Weil Teebaumöl als Universalmittel für die Behandlung von so vielfältigen Symptomen geeignet ist, lag es nahe, das Öl auch in unterschiedlichen Konzentrationen herzustellen und anzubieten. Inzwischen gibt es eine ganze Reihe von sogenannten Sidelineprodukten (siehe Seite 45), bei denen der Teebaumölanteil – je nach therapeutischer Anwendung – teilweise beträchtlich variiert. Ob antiseptische Cremes, Seifen, Shampoos, Zahnpasten, Deodorants, Spülungen oder Duschgels – das Teebaumöl hat sich in jeder Form bestens bewährt.

Teebaum ist nicht gleich Teebaum

Für einen Laien ist es kaum möglich, aus der Gattung der Melaleuca mit ihren über 300 verschiedenen Arten die Melaleuca
alternifolia ausfindig zu machen – zumal auch alle anderen Mit-
glieder dieser Gattung stark duften, weil sie über Blattdrüsen verfügen, die beim Zerdrücken ätherische Öle freisetzen. Besonders
schwierig ist es, Melaleuca alternifolia von der verwandten
Melaleuca linariifolia zu unterscheiden, da beide sich auch den-
selben Lebensraum teilen. Tatsächlich zeichnet sich jedoch ein-
zig und allein das Öl von Melaleuca alternifolia durch seine herausragende heilende Wirkung aus.

Abgesehen von ihrer chemischen Zusammensetzung, sind die beiden Teebaumarten Melaleuca alternifolia und Melaleuca linariifolia, was ihre botanischen Eigenschaften betrifft, nahezu identisch.

Nur an der Ostküste Australiens

Jener Teebaum, der wegen der besonderen Zusammensetzung
seiner ätherischen Inhaltsstoffe zur Ölgewinnung herangezogen
wird, wächst an den nördlichen Küstenabschnitten der Provinz
New South Wales, und zwar im Becken von Richmond River und
Clarence River bei Lismore. Er wächst auch in Queensland sowie vereinzelt in der Umgebung von Newcastle und Sydney.
Doch unterscheiden sich die Inhaltsstoffe dieser Bäume deutlich
von denen der Bäume im Hauptverbreitungsgebiet.

Der Einfluß der Jahreszeiten

Hauptsächlich der Jahreszeitenwechsel ist dafür verantwortlich,
daß Teebaumpflanzen unterschiedlich zusammengesetzte ätherische Öle hervorbringen, auch wenn sie aus der gleichen Gegend
stammen. So kann z. B. der Anteil an der Wirksubstanz Cineol
zwischen 2 und 65 Prozent betragen, wobei die niedrigeren Wer-
te für den Winter typisch sind. Generell gilt, daß der Ölertrag der
Blätter bei der Sommerernte wesentlich höher ist. Außerdem
hängt die Zusammensetzung des ätherischen Öls noch von der
geografischen Lage und der Bodenbeschaffenheit ab: Nur ein
paar Meter voneinander entfernt – und der Anteil der einzelnen
Teebaumölsubstanzen kann bereits beträchtlich variieren.

Die Unterschiede zwischen den beiden Regionen Queensland und New South Wales betragen 600 Höhenmeter und 1260 Millimeter Niederschlag. Das wirkt sich natürlich auch auf die chemische Zusammensetzung des Öls der dort wachsenden Teebäume aus.

Die besonderen Merkmale des Teebaums

Der Teebaum hat einen ausgeprägten Lebenswillen: Wenn er erst einmal an einem bestimmten Ort Wurzeln geschlagen hat, ist es sehr schwer, ihn von dort wieder zu entfernen.

Im Gegensatz zum zufälligen Wildwuchs in der freien Natur werden in den Plantagen aus den winzigen grauen oder beigefarbenen Samenkörnern von gesunden, hochwertigen Teebäumen gezielt neue Sprößlinge gezogen. Damit läßt sich die Qualität des in Plantagen gewonnenen Öls dauerhaft auf höchstem Niveau erhalten.

1
Seine kleinen federartigen, filigran wirkenden Blüten von gelblicher Farbe werden wegen ihrer Form im Volksmund häufig als »Flaschenbürsten« bezeichnet.

2
Die schmalen, nadelartigen und quirlförmig angeordneten Blätter duften besonders aromatisch.

3
Die Rinde ist oft zottig, hell und papierartig.

4
Der schmale Stamm teilt sich knapp über dem Boden, so daß Melaleuca alternifolia eher einem Busch als einem Baum ähnelt.

5
Die Samen des Teebaums sind hellgrau bis braun und erinnern an gemahlene Pfefferkörner oder Gewürznelkenmehl.

6
Melaleuca alternifolia ist eine ausdauernde Strauchspezies. Das bedeutet, daß sie niemals ihre Blätter abwirft, sondern immergrün ist.

7
Melaleuca alternifolia wird höchstens sechs bis sieben Meter hoch, wodurch der »Buscheindruck« noch unterstrichen wird.

8
Die Wurzeln der Melaleuca alternifolia sind im Boden tief und weit verzweigt.

9
Aus den weitverzweigten Wurzelstöcken können sich wieder neue Bäume entwickeln.

10
Teebäume sind besonders widerstandsfähig und regenerieren sich nach der Ernte ungewöhnlich schnell. Der Schnitt scheint ihr Wachstum sogar noch zu begünstigen.

11
Häufig abgeerntete Teebäume weisen meistens eine dichter bewachsene Krone auf als unberührt wildwachsende.

12
Um einen Teebaum vollständig zu beseitigen, reicht es nicht aus, ihn zu fällen, sondern man muß alle Wurzeln aus der Erde reißen.

Geheimnisse des Teebaums

Auch wenn seine Heilkraft unbestritten ist – die genaue Wirkungsweise des Teebaumöls gibt den Wissenschaftlern nach wie vor Rätsel auf. Allem Anschein nach ist jedoch die synergetische Wirkung der über 100 organischen Verbindungen des Teebaumöls – von denen einige bislang ausschließlich im Teebaum entdeckt wurden – für die außergewöhnlichen keimtötenden und heilungsfördernden Eigenschaften dieser Pflanze verantwortlich.

Die besonderen Substanzen des Teebaumöls

Terpinen-4-ol und Cineol – das sind die beiden »Wunderstoffe«, denen das Teebaumöl seine herausragende Heilwirkung verdankt. Dabei sollte Terpinen-4-ol mindestens 30 Prozent, Cineol nicht mehr als fünf Prozent des ätherischen Öls ausmachen – erst dann kann man von einem qualitativ hochwertigen Teebaumöl sprechen.

Terpinen-4-ol hilft bei Hauterkrankungen aller Art

Terpinen-4-ol hat eine besonders große Heilwirkung: Vor allem bei Hauterkrankungen und -verletzungen wirkt es entzündungshemmend und fördert den Heilprozeß. Terpene sind ungesättigte Kohlenwasserstoffe, die durch Extraktionen aus Blüten, Blättern und anderen Pflanzenteilen isoliert werden. Wegen ihres angenehmen Geruchs werden sie gern als Duftstoffe verwendet.

Cineol lindert Erkältungskrankheiten

Cineol oder Eucalyptol, wie die ätherische Substanz auch genannt wird, ist ebenso in Eukalyptus- wie in Teebaumblättern enthalten und kommt in geringen Mengen auch in Ingwer oder Lavendel vor. Cineol ist bei Erkältungskrankheiten besonders empfehlenswert, doch wirkt es in Konzentrationen (über 15 Prozent) ätzend, wodurch es Reizungen der Schleimhäute und der Haut hervorrufen kann, was den Genesungsprozeß beeinträchtigt.

Obwohl vor allem in Australien viele Studien zu den unterschiedlichen Wirkungen von Melaleuca alternifolia durchgeführt wurden, stehen die Ergebnisse von Langzeitstudien noch aus. Mit weiteren wichtigen Detailerkenntnissen ist wohl erst in einigen Jahren zu rechnen.

Die Pena-Studie über Hefepilzinfektionen in den späten fünfziger Jahren, die Studie über Kandidiasis von 1985 und die Aknestudie von 1990, bei denen Teebaumöl teilweise den direkten Vergleich mit synthetisch hergestellten Arzneimitteln antreten mußte, haben die Wirksamkeit von Teebaumöl bestätigt.

Substanzen, die nur im Teebaumöl nachweisbar sind

Teebaumöl ist die bislang einzige natürliche Substanz, in der man Viridifloren nachweisen konnte. Das ergab eine ausführliche Analyse, die von den beiden Wissenschaftlern Swoerd und Hunter 1978 durchgeführt wurde. Darüber hinaus fanden sie noch drei weitere Bestandteile, die offenbar nirgendwo sonst in der Natur zu finden sind, und zwar Beta-Terpineol, L-Terpineol und Allyhexonat. Auch wenn die Anteile dieser Stoffe an der Gesamtmasse teilweise nur in Spuren vorhanden sind, war das Ergebnis in Fachkreisen seinerzeit eine Sensation. Und bis heute ist es keinem Forscher gelungen, eine andere natürliche Substanz zu finden, die einen der Bestandteile oder eine vergleichbare Kombination beinhaltet hätte. Allein diese Ergebnisse unterstreichen die Einzigartigkeit des Teebaumöls.

Die richtige Kombination der Stoffe ist entscheidend

Äußerst bemerkenswert ist, daß die Substanzen Viridifloren, Beta-Terpineol, L-Terpineol und Allyhexonat nur im ausgewogenen Zusammenspiel wirksam sind. Jede für sich allein würde kaum eine besondere Wirkung hervorrufen. Alle zusammen machen jedoch die maximale Heilkraft des Teebaumöls aus. Dieses Phänomen bezeichnet man in der Wissenschaft als Synergie: Die Inhaltsstoffe des Teebaumöls wirken synergistisch, da sie aufeinander angewiesen sind, um ihre eigentliche Effektivität erst richtig entfalten zu können.

Die Naturstoffe bleiben unübertroffen

Tatsächlich ist die Synergie bzw. die Mischung und Zusammenwirkung der verschiedenen Inhaltsstoffe der Grund für die Wirkungsweise der meisten ätherischen Öle. Deshalb können synthetisch hergestellte Produkte oder naturidentische Öle (die man nicht mit den natürlichen Ölen verwechseln darf) in ihrer Qualität und Wirksamkeit niemals an die naturbelassenen Öle heranreichen. Denn die Gegebenheiten der Natur im Labor exakt zu reproduzieren ist nahezu aussichtslos.

Die Australian Tea Tree Industry Association (ATTIA) fordert schon lange, daß ausschließlich Melaleuca alternifolia als Grundstoff für therapeutisch verwendetes Teebaumöl anerkannt werden sollte. Doch immer noch sind in Europa und den USA Teebaumölprodukte auf dem Markt, die nicht oder nur in einem geringen Maße Melaleuca alternifolia als Basissubstanz enthalten.

Inhaltsstoffe des Teebaumöls im Überblick

Substanz	Anteil (%)	Substanz	Anteil (%)
(+)-Terpinen-4-ol	24,73	Viridiflorol	0,58
Gamma-Terpinen	21,15	Cubenol	0,52
(–)-Terpinen-4-ol	13,13	(+)-Limonen	0,51
Alpha-Terpinen	9,90	Beta-Mycren	0,46
Para-Cymen	4,96	Alpha-Gurjunen	0,45
Alpha-Terpinolen	3,18	Beta-Caryophyllen	0,44
1,8-Cineol	3,04	MW 204	0,44
Alpha-Terpineol	2,72	MW 222	0,38
Alpha-Muurolen	2,26	Cadina-1,4-dien	0,30
Alpha-Pinen	1,86	Alpha-Amorphen	0,29
Delta-Cadinen	1,86	Calamenen	0,27
Viridifloren	1,75	Beta-Terpineol	0,24
Aromadendren	1,61	Dimethylstyren	0,17
Globulol	0,80	Gamma-Gurjunen	0,15
Alloaromadendren	0,69	Spathulenol	0,15
Beta-Phellandren	0,58	Bicyclogermacren	0,13

(Quelle: »Journal of Agricultural Food Chemistry«, 10, 1993)

Es ist bisher nicht gelungen, die komplizierte und mannigfaltige Mischung der natürlich vorkommenden Inhaltsstoffe des Teebaumöls künstlich herzustellen.

Physikalische Beschaffenheit

Von farbloser bis hellgelber Farbe, ist das Teebaumöl von anderen ätherischen Ölen auf den ersten Blick kaum zu unterscheiden. Erst sein spezifischer Geruch, der noch am ehesten mit dem Geruch einer frischen Muskatnuß oder – aufgetragen auf die Haut – mit dem Duft einer Bitterorange zu vergleichen ist, läßt zweifelsfrei erkennen, daß es sich um Teebaumöl handelt.

Tatsächlich ist die Duftnote von Teebaumöl eher streng als lieblich, weshalb es vielleicht bei den ersten Anwendungen einer gewissen Gewöhnung bedarf.

Teebaumöl ist alkohol-, aber nicht wasserlöslich, ein Aspekt, den man vor allem bei der Mischung von Teebaumöl mit anderen, wasserhaltigen Lösungen (z.B. Milch), mit denen man Teebaumöl verdünnt oder mit denen man es verrührt (z.B. für einen Badezusatz), berücksichtigen muß (siehe Seite 33).

Nicht nur die Substanz selbst, sondern auch ihr Anteil an der Gesamtmasse ist für die Qualität und die spezifische Wirkung des Teebaumöls entscheidend.

Die Produktion von Teebaumöl

Das ätherische Teebaumöl wird durch Wasserdampfdestillation gewonnen. Wenn die Teebaumblätter geerntet sind, werden sie in die großen Produktionsbetriebe gefahren, wo sie in Destillieranlagen verarbeitet werden. Die Blätter werden auf Roste gelegt, unter denen Wasser zum Verdampfen gebracht wird. Durch die hohen Temperaturen wird das Öl freigesetzt und löst sich im Wasserdampf, der in großen Sammelbehältern aufgefangen wird. Das Öl steigt nach oben und braucht nur noch filtriert zu werden, bevor es abgefüllt werden kann. In Australien rechnet man pro Destilliervorgang mit etwa einer Tonne Blätter – das ergibt schließlich rund zehn Liter Teebaumöl. Das produzierte Öl ist von weißer bis hellgelber Farbe, wird noch gereinigt und dann weiterverarbeitet. Qualitätskontrollen, die nach der Reinigung stichprobenartig durchgeführt werden, entscheiden schließlich über die Qualität des gewonnenen Teebaumöls.

AS 2783-1985 – eine Bezeichnung, die Qualität verspricht

Wie schon gesagt: Die Qualität der einzelnen Teebäume – und damit des Teebaumöls selbst – variiert je nach Jahreszeit, geografischer Lage oder klimatischen Bedingungen teilweise beträchtlich. Um diesen Schwankungen gerecht zu werden, hat die Australian Standards Association im Jahre 1985 eine Qualitätsnorm mit der Bezeichnung »AS 2783-1985« eingeführt. Die so gekennzeichneten Öle entsprechen den höchsten Qualitätsansprüchen für reines Teebaumöl, das nur in Australien hergestellt wird.

Anders als Obstbäume,
Beerensträucher oder
Hopfen- und Weinreben
können Teebäume das
ganze Jahr hindurch
abgeerntet werden.
Haupterntezeit ist jedoch
der australische Sommer
von Dezember bis Mai.

Eine Qualitätsnorm – nur für Australien

Der Standard AS 2783-1985 ist für Endverbraucher außerhalb Australiens nicht mehr zu erkennen: Importeure füllen das Teebaumöl in andere Verkaufsflaschen um, wobei die Informationen, die australische Hersteller auf ihren Etiketten stehen haben, nicht übernommen werden. Diese Praxis ist möglich, weil die Qualitätsnorm leider nur in Australien gilt.

Die drei Kriterien für hochwertiges Öl

- Hochwertiges Teebaumöl muß 48 Inhaltsstoffe aufweisen, die von einem Fachgremium genau festgelegt wurden (zu den wichtigsten Komponenten siehe Seite 21).
- Der Terpinen-4-ol-Anteil darf nicht unter 30 Prozent liegen.
- Der Cineolanteil sollte fünf Prozent nicht übersteigen.

Grundsätzlich gilt: Für den Therapieeffekt ist der Terpinen-4-ol-Anteil entscheidend. Je höher der Terpinen-4-ol-Gehalt, der am besten zwischen 35 und 45 Prozent liegt, desto größer ist die therapeutische Wirkung. Was die zweitwichtigste Ölsubstanz betrifft, nämlich das Cineol, so hat es vor allem eine starke Heilwirkung bei Erkältungen. Außerdem hat es die äußerst ungewöhnliche Fähigkeit, in die Haut einzudringen. Da jedoch Konzentrationen über 15 Prozent die Haut schädigen können (siehe Seite 19), sollte der Cineolanteil möglichst gering sein.

Vorsicht vor gestrecktem Öl!
Ein verfälschtes Teebaumöl können Sie relativ leicht an seinem süßlichen Aroma und seinem Kampfergeruch erkennen! Doch sollte gestrecktes Teebaumöl nicht mit hochwertigen Teebaumölmischungen verwechselt werden, die in der Regel mindestens 15 Prozent reines Teebaumöl enthalten.

Praktische Hinweise für den Kauf von Teebaumöl

- Auf dem Flaschenaufkleber sollte grundsätzlich der botanische Name Melaleuca alternifolia aufgedruckt sein. Nur so können Sie sicher sein, daß Sie das »echte« Teebaumöl erworben haben.
- Achten Sie immer darauf, daß Sie nur 100 Prozent naturbelassenes Teebaumöl kaufen! Bei Teebaumölmischungen sollte der reine Teebaumölanteil mindestens 15 Prozent betragen.
- Lesen Sie sorgfältig den Beipackzettel von Zahnpasten, Cremes usw., um sicherzugehen, daß alle wichtigen Wirkstoffe im Teebaumöl Ihrer Wahl enthalten sind. Fehlt der Beipackzettel, sollten Sie auf den Kauf verzichten.
- Meiden Sie Billiganbieter, denn auch für das Teebaumöl gilt: Qualität hat ihren Preis. Außerordentlich preisgünstige Teebaumöle sind häufig mit einem anderen Öl versetzt.
- Teebaumöl sollten Sie lichtgeschützt aufbewahren. Da Sie mit einer Teebaumölflasche (10 bis 50 Milliliter) in der Regel mehrere Monate auskommen, ist es wichtig, daß das Teebaumöl nicht an Qualität verliert – etwa durch Sonneneinstrahlung.

In manchen Fällen empfiehlt es sich, die milderen Teebaumölmischungen dem Teebaumölkonzentrat vorzuziehen, z. B. wenn Überempfindlichkeiten auf reines Teebaumöl bekannt sind.

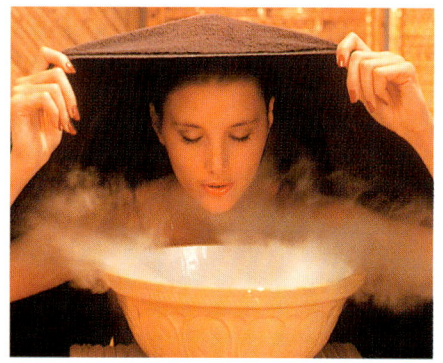

Inhalationen mit Teebaumöl wirken vorbeugend und heilend.

Der Allrounder unter den Heilpflanzen

Das Besondere am ätherischen Öl des australischen Teebaums ist seine dreifache Heilwirkung. Daß das Öl seine antiseptische Wirkung gleich gegen drei verschiedene Arten von Erregern – Bakterien, Pilze und Viren – voll entfaltet, macht seine herausragende Bedeutung aus. Es gibt kein ähnlich wirkendes natürliches Heilmittel. Auch was das ungewöhnlich breite Anwendungsspektrum betrifft, ist Teebaumöl bislang unter den Naturheilmitteln unübertroffen.

Warum ist Teebaumöl so wirksam?

Nach bisherigen Erkenntnissen der Wissenschaft ist Teebaumöl das Aromaöl mit der breitesten Palette an Anwendungsmöglichkeiten. Und vor allem: Als Antiseptikum kann das Teebaumöl – im Gegensatz zum synthetisch hergestellten Antibiotikum – bedenkenlos auch über einen längeren Zeitraum angewandt werden, ohne daß Nebenwirkungen zu befürchten wären. Im Gegenteil: Gerade die regelmäßige Anwendung von Teebaumöl, die sich über mehrere Monate erstreckt, ist besonders sinnvoll, wenn es darum geht, chronische Beschwerden zu lindern oder gar zu heilen, das Immunsystem zu stärken oder allgemeine Befindlichkeitsstörungen zu beseitigen. Freilich sollten vor der ersten Anwendung von Teebaumöl durch einen Test (siehe Seite 34) allergische Reaktionen ausgeschlossen werden.

> **Vorsicht!**
> Wie für alle Naturheilmittel, so gilt auch für die Anwendung von Teebaumöl: Bei Erkrankungen nie Teebaumöl einsetzen, ohne dies vorher mit dem Arzt abgeklärt zu haben! Zuerst muß die Ursache einer Erkrankung feststehen, bevor mit einer Behandlung begonnen werden kann.

Teebaumöl – ein natürliches Antiseptikum

Teebaumöl ist eine natürliche kostengünstige Alternative zur herkömmlichen Behandlung bei leichteren und chronischen Bakterieninfektionen, bei Virus- und bei Pilzerkrankungen. Bei akuten hochfieberhaften bakteriellen Infektionen kann es ein Antibiotikum jedoch nicht ersetzen. Der wichtigste Aspekt von Teebaumöl ist, daß es für Mikroorganismen offenbar so gut wie unmöglich ist, resistent zu werden. Das liegt vor allem daran, daß Teebaumöl über eine außerordentlich komplexe chemische Zusammensetzung aus zahlreichen Wirksubstanzen verfügt, auf die sich die verschiedenen Krankheitserreger kaum »einstellen« können. Im Unterschied dazu beschränkt sich die chemische Zusammensetzung von Antibiotika auf einzelne Substanzen, was den Mikroorganismen die Resistenzentwicklung erleichtert. Zudem tötet Teebaumöl, wie es scheint, unspezifisch alle Krankheitserreger, und zwar dauerhaft. Voraussetzung ist, daß die Behandlung mit Teebaumöl konsequent durchgeführt wird. Antibiotika haben dagegen den Nachteil, daß sie vielfach nur gegen spezielle Erreger wirken, gegen mutierte (veränderte) Bakterien jedoch machtlos sind.

> Es gibt Bakterien, die sogar sehr nützlich für den menschlichen Organismus sind. Dazu gehören die Darmbakterien, die an der Aufbereitung der Nahrung für die Verdauung beteiligt sind.

Die eingeschränkte Macht von Antibiotika

Als hilfreiche Medikamente in bezug auf Infektionskrankheiten sind Antibiotika im Bereich der künstlich erzeugten Präparate zwar immer noch unübertroffen, doch sind sie primär gegen Bakterien wirksam. Gegen Viren und Pilze sind Antibiotika allerdings machtlos. Trotz dieses Wissens geben immer noch manche Ärzte dem Drängen ihrer Patienten nach und verordnen allzu leichtfertig das »Wundermittel«, auch wenn noch nicht endgültig geklärt ist, um welche Krankheitserreger es sich handelt. Diese Vorgehensweise ist, besonders in bezug auf Erkältungskrankheiten, in manchen Arztpraxen immer noch üblich – obwohl über 90 Prozent dieser Krankheitserreger Viren sind!

Antibiotika – nach wie vor ein wichtiges Arzneimittel

Trotz einiger Nachteile besteht kein Anlaß, Antibiotika grundsätzlich zu verdammen. Vielmehr sind Antibiotika für viele Infektionen, die auf Bakterien zurückzuführen sind – vor allem dann, wenn sie hochgradig ansteckend oder lebensgefährlich sind –, immer noch unersetzbar. Krankheitsverursachende (pathogene) Bakterien werden ihrer Form nach in drei Hauptgruppen unterteilt: Kokken (kugelförmig), Bazillen (stäbchenförmig) und Spirochäten oder Spirillen (spiralförmig). Zu den Krankheiten, die durch Bazillen hervorgerufen werden, zählen u. a. Tuberkulose, Keuchhusten und Typhus. Es ist allein Sache des Arztes zu entscheiden, ob die Anwendung von Antibiotika ratsam ist oder ob der Einsatz von natürlichen Heilmitteln eine sinnvolle Alternative sein kann.

Virusinfektionen sind schwer zu therapieren

Viren haben eine wesentlich einfachere Struktur als Bakterien und vermehren sich ungleich schneller. Wie Parasiten befallen sie sogenannte Wirtszellen und stellen dort Kopien von sich selbst her. Außerdem sind sie sehr widerstandsfähig, so etwa gegen Kälte und Hitze. Zwar gibt es durchaus Arzneimittel, die in der Lage sind, Viren abzutöten, aber sie können dabei auch die

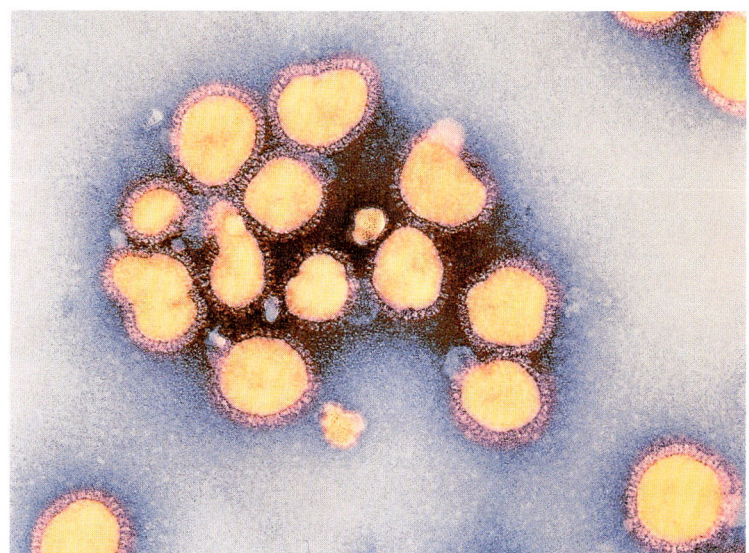

Influenzaviren (hier in 90 000facher Vergrößerung) verursachen die »echte« Grippe.

Wirtszellen schädigen. Bisweilen kommt es vor, daß scheinbar abgetötete Viren nach Absetzen des Medikaments innerhalb kürzester Zeit wieder zu neuem Leben erwachen. Sie treiben ihr Unwesen dann in verstärkter Form, und der Betroffene fühlt sich bei diesem »Rückfall«, wie die neuerliche Erkrankung nach einer gerade erst – vermeintlich – überstandenen Krankheit umgangssprachlich genannt wird, noch schlechter. Das Teebaumöl scheint tatsächlich in der Lage zu sein, Viren zu vernichten, ohne daß die Wirtszellen und damit der gesamte Organismus dauerhaft geschädigt werden und ohne daß es zu einer erneuten Vermehrung der Viren kommt.

Pilzinfektionen können langwierig sein

Pilze sind einfach gebaute, oft parasitäre Lebewesen (z. B. Mehltau, Schimmel-, Hefe- und Giftpilze). Pilzinfektionen (Mykosen) treten häufig lokal auf: Haut, Schleimhäute, Haare und Nägel sind ideale Nährböden für Pilzerkrankungen. Aber auch innere Organe wie Lunge oder Darm können von Mykosen betroffen sein. Pilze können gegen Antimykotika immun werden. Dagegen können Pilze – genau wie Bakterien – gegen Teebaumöl offenbar nicht resistent werden.

Hilfreich im Kampf gegen Viren ist die Immunisierung: Zur Vorbeugung gegen viele Viruserkrankungen gibt es heute hochwirksame Impfstoffe, etwa gegen Poliomyelitis, Masern, Röteln, Mumps, Gelbfieber und Tollwut.

27

Erfolgreich gegen Bakterien, Viren und Pilze

Fest steht: Teebaumöl wirkt nicht nur gegen eine, sondern gegen drei Arten von Erregern: Bakterien, Pilze und Viren. Die antiseptischen und fungiziden (pilzabtötenden) Eigenschaften von Teebaumöl machen es zu einem ausgezeichneten Desinfektionsmittel. Verschiedene Untersuchungen haben ergeben, daß eine verdünnte Teebaumöllösung bis zu fünfmal wirkungsvoller ist als die meisten normalen Desinfektionsmittel, was für die Bekämpfung von Krankheitserregern besonders effektiv ist. Abgesehen von seiner sterilisierenden Wirkung, besitzt Teebaumöl offensichtlich Substanzen, die sich günstig auf die Beseitigung bzw. Zerstörung von Mikroorganismen im Körperinneren auswirken. Doch Vorsicht! Alle antiseptischen Mittel greifen grundsätzlich die Schleimhäute an. Wenn man Teebaumöl als Heilmittel einsetzen möchte, dann gilt auch für das eigentlich milde Teebaumöl: Möglichst nur äußerlich anwenden und die innerliche Anwendung weitgehend vermeiden!

Pilzinfektionen treten häufig bei Personen auf, die über längere Zeit Antibiotika einnehmen. Außerdem sind Menschen mit einer angeborenen oder erworbenen Immunschwäche für Mykosen sehr anfällig. Pilze, die Hautinfektionen hervorrufen, gedeihen besonders in einer feuchtwarmen Umgebung (beispielsweise zwischen den Zehen und im Genitalbereich).

Erste Hilfe durch die antiseptische Wirkung des Teebaumöls

Dank seiner sterilisierenden bzw. antiseptischen Wirkung eignet sich das Teebaumöl besonders für die Erste Hilfe bei:

- Schnittwunden und Verbrennungen
- Abschürfungen
- Infektionen durch Fremdkörper in der Haut (z. B. Holzsplitter)
- Insektenstichen
- Verschmutzten und eiternden Wunden

Teebaumöl als Hautpflegemittel

Als Antiseptikum ist Teebaumöl für die allgemeine Hautpflege und bei Irritationen bzw. bei entzündlichen Prozessen der Haut (z. B. Akne) besonders empfehlenswert.

Teebaumöl – ein mildes Desinfektions- und Heilmittel

Mit der sterilisierenden Wirkung von Teebaumöl geht eine nachweisbar heilende einher. Wunden, die mit Teebaumöl behandelt werden, werden nicht nur wirkungsvoll sterilisiert, sondern sie heilen auch schneller. Zudem hat sich Teebaumöl – im Gegensatz etwa zum stark brennenden Jod – für die Haut als wesentlich milder erwiesen.

Infektionen lindern mit Teebaumöl

Vorsicht bei der äußerlichen Anwendung!
Teebaumöl darf nicht in die Augen gelangen. Falls dies geschieht, müssen Sie die Augen sofort unter fließendem Wasser auswaschen.

Bei allen Infektionskrankheiten der Haut, bei Erkältungskrankheiten, Atemwegsinfektionen und selbst bei Grippe hat sich Teebaumöl als lindernde und sogar als heilende naturheilkundliche Maßnahme bewährt. Außerdem ist das Teebaumöl gut geeignet für die Behandlung von Beschwerden im Genitalbereich: Von der akuten oder chronischen Blasenentzündung bis hin zum lästigen Scheidenausfluß kann Teebaumöl innerhalb kürzester Zeit die Krankheitssymptome und auch die Ursachen der Krankheit beseitigen.

Gerade spielende Kinder verletzen sich häufig. Teebaumöl kann hier als mildes Desinfektionsmittel eingesetzt werden, das auch zu einer schnelleren Abheilung von Abschürfungen und Wunden beiträgt.

29

Die unterschiedlichen Qualitätsstufen von Teebaumöl

Das Teebaumöl aus Wildsammlungen erkennt man an seinem unverwechselbaren, holzigen Duft. Diese Öle sind von der gleichen herausragenden Qualität wie die Plantagenöle aus kontrolliert biologischem Anbau.

Weil die therapeutische Wirkung von Teebaumöl ebenso von der spezifischen chemischen Zusammensetzung wie vom sachgemäßen Herstellungsverfahren abhängt, ist es für den Käufer unerläßlich, die unterschiedlichen Qualitätsstufen zu kennen. Denn die Zuordnung des Teebaumöls zu einer der Qualitätsgruppen gibt Aufschluß darüber, in welcher Form und für welches Anwendungsgebiet das erworbene Teebaumöl geeignet ist und ob es den individuellen Bedürfnissen auch tatsächlich entspricht.

Inzwischen unterscheiden die meisten australischen Hersteller zwischen fünf Qualitätsstufen, die sich aus der jeweiligen chemischen Zusammensetzung des Teebaumöls ergeben. Dabei bezieht sich die Einteilung lediglich auf die Plantagenprodukte und nicht auf die sogenannten Wildsammlungen, obwohl letztere sogar das qualitativ beste Öl liefern können.

Teebaumöl aus kontrolliert biologischem Anbau

Normalerweise liegt der Cineolanteil des Teebaumöls aus der Wildsammlung bei etwa vier, der Terpinen-4-ol-Gehalt bei etwa 38 Prozent. Damit entsprechen diese Öle den Kriterien der strengen Qualitätsbestimmungen (siehe auch Seite 22f.).

Grundsätzlich gilt: Man sollte sich beim Kauf am besten für Teebaumölprodukte entscheiden, die nachweislich aus kontrolliert biologischem Anbau oder aus Wildsammlungen stammen. Diese Produkte sind durch die Abkürzung »KBA« kenntlich gemacht. Tatsächlich kann man davon ausgehen, daß Teebaumölprodukte, bei denen dieser Vermerk auf dem Etikett oder dem Beipackzettel fehlt und deren Cineolgehalt mehr als fünf bzw. deren Terpinen-4-ol-Gehalt weniger als 35 Prozent beträgt, weniger reines Teebaumöl und damit geringwertigere Rohstoffe enthalten. Durch diese Zusammensetzung wird nicht nur die heilende Wirkung des Teebaumöls eingeschränkt, sondern bestimmte Zusätze können auch unerwünschte körperliche Reaktionen bei der Anwendung hervorrufen. Dies gilt insbesondere für empfindliche Menschen – und nicht nur in bezug auf Teebaumöl: Generell sollte es oberstes Gebot sein, nur Heilmittel anzuwenden, deren Zusammensetzung man kennt.

Umfangreiche Kontrollmaßnahmen

Den Teebaumölprodukten aus kontrolliert biologischem Anbau, die für den medizinischen Gebrauch, als Beimischungen hochwertiger Kosmetika und für die Aromatherapie verwendet werden, folgt die »pharmazeutische Qualitätsstufe«. Teebaumöl, das dieser Gruppe zugeordnet ist, unterscheidet sich in seinen Werten letztlich kaum von KBA-Qualitätsware. Doch dürfen hier ein paar Monate vor der Ernte künstlicher Dünger und Insektizide eingesetzt werden. Immerhin werden, wie bei den KBA-Produkten, umfangreiche Kontrolluntersuchungen durchgeführt, bei denen genau darauf geachtet wird, daß mögliche Pestizidrückstände unterhalb der festgelegten Nachweisgrenze liegen.

Teebaumölprodukte der »pharmazeutischen Qualitätsstufe« sind dem Teebaumöl aus kontrolliert biologischem Anbau zwar sehr ähnlich. Dennoch empfiehlt es sich, Teebaumöl ohne Pestizideinsatz den Vorzug zu geben.

Teebaumöl der mittleren Qualität für Kosmetika

Die »kosmetische Qualitätsstufe« umfaßt Plantagenteebaumöl der mittleren Qualität, das normalerweise weiterverarbeitet wird: In kosmetischen Hautpflege-, Nagelpflege- oder Haarpflegemitteln wird dieses Teebaumöl zusammen mit anderen Inhaltsstoffen zu Shampoo, Creme, Seife und vielen anderen Pflegeprodukten verarbeitet. Die Qualitätsanforderungen sind hier nicht so streng wie bei den beiden anderen Qualitätsstufen. Deshalb ist es nicht unbedingt ratsam, diese Sorte Teebaumöl in unvermischter, reiner Form äußerlich anzuwenden oder einzunehmen.

Teebaumöl mit hohem Cineolgehalt für Reinigungsmittel

Teebaumöl, das in Tierpflegemitteln und Haushaltsreinigern zur Anwendung kommt, zeichnet sich durch höhere Cineol- und geringere Terpinen-4-ol-Anteile aus. Teebaumöl dieser sogenannten »technischen Qualitätsstufe« wird in der Regel aus älteren Bäumen gewonnen, die in trockeneren Gegenden zu finden sind. Auch Teebaumöl der »industriellen Qualitätsstufe« wird – wegen seines relativ hohen Cineolgehalts – vorwiegend als starkes Desinfektions- und Reinigungsmittel verwendet. Teebaumöl hat den großen Vorteil, daß es – im Gegensatz zu den meisten chemisch hergestellten Mitteln – nicht die Umwelt belastet.

In Australien ist Teebaumöl der »industriellen Qualitätsstufe« als starkes Desinfektions- und Reinigungsmittel anerkannt – es ist ein umweltfreundliches Mittel!

Konzentrate und Mischungen

Teebaumöl wird eher selten unverdünnt verwendet. Lediglich im medizinischen Bereich und zur Ersten Hilfe empfiehlt es sich, Teebaumöl pur anzuwenden. Für die Körperpflege hat es sich dagegen bewährt, den Pflegepräparaten einige Tropfen Teebaumöl beizugeben.

Teebaumölmischungen mit pflanzlichen Ölen

Teebaumöl eignet sich hervorragend dazu, mit anderen Ölen gemischt zu werden, die man dann als Körperöl zur täglichen Pflege oder zur Massage einsetzen kann. Da jedes Pflanzenöl ganz bestimmte Eigenschaften hat, die nicht unbedingt für jeden Hauttyp geeignet sind, ist es ratsam, sich vorher über das jeweilige Basisprodukt genau zu informieren. Wenn Sie also selbst eine Ölmischung aus Teebaumöl und einem anderen pflanzlichen Öl herstellen möchten, sollten Sie die spezifischen Eigenschaften der nachfolgenden Pflanzenöle beachten.

Ein Biostoff mit herausragender antioxidativer Wirkung, der sogar freie Radikale unschädlich machen kann, ist Vitamin E. Es wird auch gern als Hautvitamin bezeichnet. Ein hoher Vitamin-E-Anteil in einem stark fetthaltigen Hautpflegeprodukt verhindert auch, daß dieses ranzig wird.

▶ **Mandelöl** ist als leichtes, kaltgepreßtes Öl auch für empfindliche Haut und für Kleinkinder gut geeignet. Deshalb ist es besonders häufig in Babypflegemitteln, die auf natürlicher Basis hergestellt werden, enthalten. Mandelöl wird schnell von der Haut aufgenommen, die sich danach glatt und weich anfühlt.

▶ **Avocadoöl** eignet sich durch seinen besonders hohen Anteil an Vitamin A und E sehr gut für die Pflege von trockener Haut. Avocadoöl ist ein fettes Öl, doch trotz des hohen Fettanteils wird es – dank Vitamin E – nicht ranzig, oder anders gesagt: Es oxidiert an der Luft nicht.

▶ **Weizenkeimöl** ist ebenfalls reich an Vitamin E – einem Vitamin, das hautregenerierende Eigenschaften besitzt. Auch wenn dieses Öl wegen seines geringeren Fettanteils etwas »leichter« als das Avocadoöl ist, hat es eine geringere Haltbarkeit und sollte deshalb möglichst schnell verbraucht werden.

▶ **Jojobaöl** ist wegen seiner emulgierenden Eigenschaften zum Mischen besonders gut geeignet. Jojobaöl zieht sehr gut in die Haut ein und oxidiert nicht.

Mischungen mit Wasser und Milch

Für Teebaumölspülungen muß man Teebaumöl in Wasser auflösen. Weil Teebaumöl eigentlich wasserunlöslich ist, ist es ratsam, auf einen sogenannten Lösungsvermittler zurückzugreifen: In lauwarmer Milch oder Sahne läßt sich Teebaumöl gut emulgieren. Dabei sollte die Mischung allerdings nicht über 30 °C erhitzt werden. Nachdem die Emulsion wieder erkaltet ist, wird sie in das handwarme Wasser gegeben und kurz verrührt.

Für Mund- und Vaginalspülungen, für Sitzbäder, aber auch als Mittel gegen Soor eignen sich Mischungen, bei denen Teebaumöl in Milch und Wasser aufgelöst wird, besonders gut. Wegen ihrer geringen Haltbarkeit ist es jedoch besonders wichtig, daß diese Emulsion sofort angewandt und verbraucht wird.

Es gibt inzwischen auch wasserlösliches Teebaumöl auf dem Markt, doch ist es ziemlich teuer, zumal wenn man bedenkt, daß dieses Produkt zu mehr als 80 Prozent aus Wasser besteht.

Es spricht nichts dagegen, verschiedene Öle miteinander zu mischen. Empfehlenswert ist ein Gemisch aus Jojoba-, Mandel- und Teebaumöl oder aus Jojoba-, Avocado- und Teebaumöl. Dabei reicht es völlig aus, wenn man nur einige Tropfen Teebaumöl verwendet.

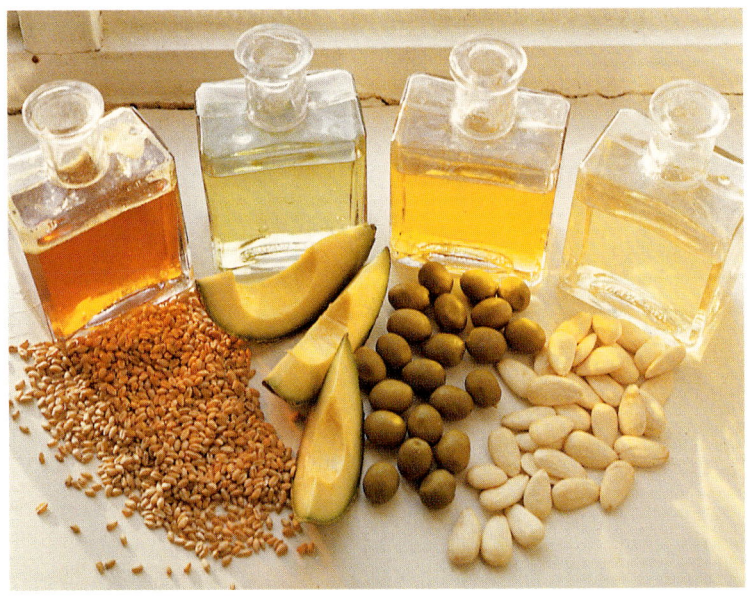

Bestimmte Pflanzenöle eignen sich besonders gut für Mischungen mit Teebaumöl: etwa Weizenkeimöl, Avocadoöl, Olivenöl, Mandelöl (von links nach rechts).

Auf die richtige Anwendung kommt es an

Testen Sie mögliche Unverträglichkeiten

Es kommt nur selten vor, daß Menschen mit einer Unverträglichkeit auf Teebaumöl reagieren. Doch auch wenn Teebaumöl ein ganz besonders sanft wirkendes Naturheilmittel ist, das weder giftig ist noch die Haut reizt, sollten es empfindliche Menschen oder Allergiker nicht völlig bedenkenlos anwenden.

Durch seine ätherischen Eigenschaften entfaltet das Teebaumöl auch als Badezusatz oder als Aromaöl seine Wirkung.

Worauf Sie achten sollten

● Für einen Hauttest träufeln Sie einen Tropfen reines Teebaumöl auf den Handrücken oder in die Armbeuge und lassen es eine Stunde einwirken. Wenn Hautreizungen oder Kreislaufstörungen auftreten, sollten Sie das Teebaumöl sofort mit viel kaltem Wasser wieder abspülen und es in Zukunft nur verdünnt, also mit Wasser oder Pflanzenöl (siehe Seite 32f.) verwenden.
● Teebaumöl sollte ausschließlich äußerlich angewandt werden. Eine innerliche Anwendung darf nur unter ärztlicher Kontrolle erfolgen.
● Teebaumöl darf nie in Kontakt mit den Augen kommen. Wenn Sie trotzdem etwas Teebaumöl in die Augen bekommen haben, sollten Sie diese sofort mit viel klarem kalten Wasser ausspülen.
● Während einer Schwangerschaft und für Kinder unter 18 Monaten gilt: Teebaumöl immer nur verdünnt anwenden.
● Sollte die Behandlung mit Teebaumöl nicht den gewünschten therapeutischen Erfolg bringen oder sollten sich die Symptome sogar verschlimmern, sollten Sie unbedingt zum Arzt gehen.

Obwohl Teebaumöl nicht giftig ist, ist es doch sehr stark wirksam. Deshalb sollte es bei Schwangeren und Kleinkindern unter 18 Monaten nur verdünnt angewandt werden. Das gilt auch für Haustiere: Junge oder kleine Tiere und vor allem Katzen reagieren besonders empfindlich.

Selbsttherapie mit Teebaumöl

Je nach Art der (Krankheits-)Symptome bieten sich die unterschiedlichsten Anwendungsmöglichkeiten von Teebaumöl an. Dabei kommt es auch auf die persönliche Neigung oder auf die

Tagesstimmung an, ob man beispielsweise verspannte Muskeln lieber in der Badewanne oder mittels Massagen kurieren möchte. Die einzige (indirekte) Art, Teebaumöl innerlich anzuwenden, die man auch ohne ärztliche Verordnung durchführen kann, ist die Inhalation. Sie bietet sich vor allem bei Erkrankungen der Atemwege an.

Vorsicht bei der Selbstbehandlung

Grundsätzlich gilt für jedes Arzneimittel, ob pflanzlicher Art oder künstlich hergestellt, daß Nutzen und Risiken von Patient zu Patient unterschiedlich sein können. Es bedarf also immer der Rücksprache mit dem Arzt, um mögliches Fehlverhalten durch Selbstdiagnose und -behandlung auszuschließen! Das gilt natürlich auch für das Teebaumöl.

Als Universalmittel läßt sich Teebaumöl ganz unterschiedlich einsetzen. Ob in kleinen Mengen pur oder vermischt mit Wasser, Milch, Alkohol oder den verschiedenen Pflanzenölen – wenn keine ernsthaften Erkrankungen vorliegen, wirkt Teebaumöl fast immer.

Anwendungen von Teebaumöl

Anwendungsart	Teebaumölanteile
Bad	Einige Tropfen ins Badewasser geben
Spülung	Einige Tropfen in ein Glas Wasser geben
Kompressen	Auf ein nasses Tuch tropfen
Massage	Vermischt mit Pflanzenöl einreiben
Creme	Einige Tropfen der eigenen Pflegecreme beimischen
Lotion	In destilliertes Wasser einige Tropfen geben
Haarshampoo	Dem eigenen Shampoo beimischen
Haarwasser	Einige Tropfen in Alkohol geben
Mundspülung	Einige Tropfen in ein Glas Wasser geben
Inhalation	Einige Tropfen in eine Schüssel mit dampfendem Wasser geben
Direkte Anwendung	Mit Finger oder Wattebausch auf die betroffene Stelle direkt auftragen
Aromatherapie	Einige Tropfen in eine Aromalampe oder ein Wasserschälchen geben

Sie sollten Teebaumöl vor dem Zugriff von Kindern sichern. Wird Teebaumöl in unverdünnter Form und in größeren Mengen getrunken, kann es zu Störungen im Magen-Darm-Bereich kommen. Das gilt auch für alle anderen ätherischen Öle.

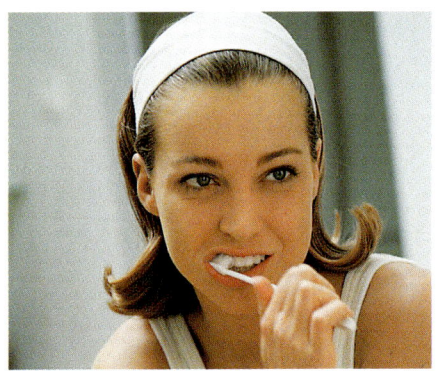

Mittlerweile gibt es viele Pflegeprodukte auf Teebaumölbasis, z. B. Zahnpasta.

Teebaumöl – vielseitig einsetzbar und gut verträglich

Die Wirkungsvielfalt von Teebaumöl bildet die Basis für viele Anwendungen – von der Behandlung von Krankheiten über die Körperpflege bis hin zur Reinigung im Haushalt oder zur Tierpflege. Dabei ist für den günstigen Verlauf von medizinischen Heilungs- oder kosmetischen Pflegeprozessen die regelmäßige Anwendung von Teebaumöl entscheidend. In diesem Kapitel erhalten Sie einen Überblick über die vielfältigen Möglichkeiten, Teebaumöl einzusetzen.

Ein ätherisches Öl gegen Infektionen

Gemäß seinen antibakteriellen, antiviralen und fungiziden (Pilze tötenden) Eigenschaften hat sich Teebaumöl besonders bei Infektionen bewährt. Es fördert die Heilungsprozesse in zweifacher Hinsicht, denn es aktiviert zum einen das Immunsystem und bekämpft zum anderen Krankheitsursachen und Symptome nachhaltig, indem es direkt auf die Mikroorganismen wirkt, die den Körper angreifen.

Vor allem bei Erkältungskrankheiten wird diese doppelte Heilwirkung deutlich: Die Aufnahme von Teebaumöl – etwa durch Inhalation – fördert das Schwitzen, wodurch ebenso die körpereigenen Abwehrkräfte aktiviert wie die Krankheitserreger aus dem Körper ausgeschieden werden. Der gesamte Krankheitsverlauf wird auf diese Weise positiv beeinflußt. Zugleich wirkt Teebaumöl stark schleimlösend, so daß die körperlichen Beeinträchtigungen spürbar gemildert werden.

Wenn Sie Naturheilverfahren anwenden, sollten Sie von ihrer Heilwirkung auch überzeugt sein! Letztlich kann eine Heilung nur erfolgen, wenn Sie an die Effektivität glauben. Psychische Aspekte spielen bei der Gesundung eine entscheidende Rolle.

Mit Teebaumöl Krankheiten vorbeugen

Weil Teebaumöl die körpereigenen Abwehrkräfte stärkt, haben sich gerade Teebaumölbehandlungen, die über einen längeren Zeitraum vorgenommen werden, als ideale Vorbeugungsmaßnahmen erwiesen. Denn ist das Immunsystem gestört oder geschwächt, wird der ganze Organismus anfälliger für Attacken von Viren, Bakterien und Pilzen. Vor chirurgischen Eingriffen oder bei chronischen Erkrankungen und langwierigen Rekonvaleszenzen hat sich Teebaumöl als Stärkungsmittel bewährt.

Teebaumöl – eine natürliche Alternative

Wegen all dieser wertvollen Eigenschaften lohnt es sich grundsätzlich, zumindest bei harmloseren Infektionen, erst einmal dem Teebaumöl eine Chance zu geben, bevor man auf »Chemiekeulen« zurückgreift.

Man kann es gar nicht oft genug betonen: Sollte eine Behandlung mit Teebaumöl nicht die gewünschte Linderung oder Heilung bringen, ist ein Arztbesuch unumgänglich!

Direkte und indirekte Anwendung

Grundsätzlich unterscheidet man bei der äußerlichen Anwendung zwischen direkter und indirekter Anwendung. Für alle mittel- bis langfristigen Behandlungen, die den gesamten Organismus betreffen, sind die verschiedenen indirekten, für alle akuten Beschwerden auf der Haut ist die direkte Anwendung besonders geeignet.

Teebaumöl wirkt sehr intensiv auf der Haut und auch in den Atmungsorganen. Deshalb sind Bäder, Massagen, Inhalationen, Kompressen, Lotionen, Mundspülungen und andere Spülungen besonders wirkungsvolle Anwendungsmöglichkeiten.

Die direkte Anwendung von Teebaumöl

Bei Schmerzen, Wunden, Hautproblemen und Insektenstichen wird Teebaumöl einfach direkt auf die betroffenen Hautstellen aufgetragen. Dafür geben Sie einige Tropfen Teebaumöl auf einen Wattebausch, ein Tuch oder auf Ihre Fingerspitzen und massieren es sanft in die Haut ein. Sie erzielen damit eine dreifache Wirkung: Es lindert den Schmerz, desinfiziert die Wunde und beschleunigt den Heilungsprozeß.

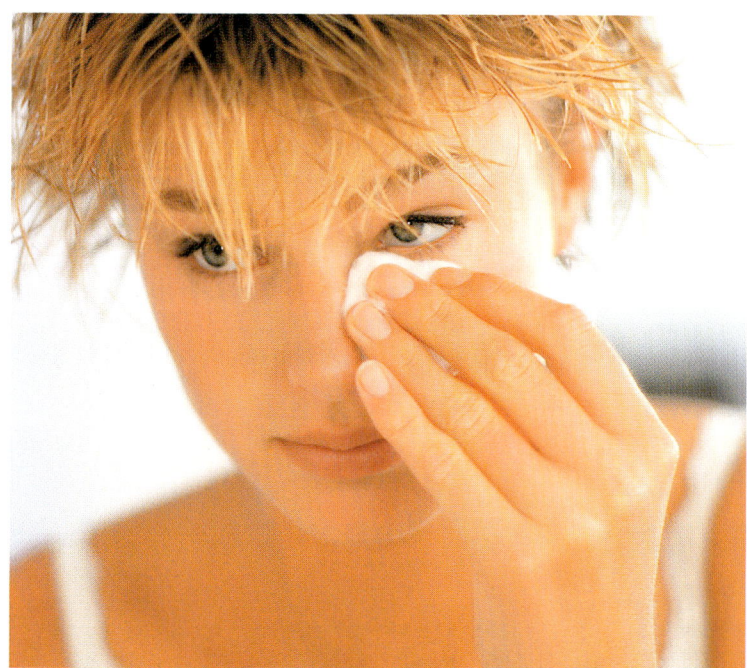

Wenn Sie einen Wattebausch für die direkte Anwendung von Teebaumöl auf der Haut bevorzugen, dann müssen Sie darauf achten, daß die Wattefasern nicht in die Wunde gelangen. Vor allem darf Teebaumöl nicht in die Augen kommen!

Die indirekte Anwendung von Teebaumöl

Ob für Bäder und Spülungen, Massagen, Inhalationen, Kompressen und Umschläge oder für Cremes und Lotionen: Weil Teebaumöl sehr gut in die Haut eindringt, ist – je nach Beschwerden und Krankheitssymptomen – so gut wie jede indirekte Anwendungsform von Teebaumöl und -mischungen empfehlenswert.

Bäder und Spülungen

Vollbad: Vollbäder dienen zur Linderung von Muskel- und Rheumaschmerzen sowie von Atemwegsbeschwerden. Sie wirken heilend auf Hautausschläge und Ekzeme, mildern allgemeine Befindlichkeitsstörungen und fördern generell die Entspannung. Zusätzlich stärken sie die körpereigenen Abwehrkräfte.
Anwendung: Geben Sie 8 bis 10 Tropfen reines Teebaumöl in das warme Badewasser, und bleiben Sie mindestens 10 Minuten lang entspannt darin liegen.

Hand- und Fußbad: Sie wirken heilend auf Fußpilz und Nagelbettentzündungen und desodorieren Schweißfüße.
Anwendung: Geben Sie 6 bis 8 Tropfen Teebaumöl in eine Schüssel mit warmem, aber nicht heißem Wasser. Baden Sie Hände und Füße 5 bis 10 Minuten darin.

Sitzbad: Es lindert den Juckreiz bei Pilzerkrankungen im Genitalbereich und bei Hämorrhoiden. Zusätzlich wirkt es heilend bei Blasenentzündungen.
Anwendung: Geben Sie 6 bis 8 Tropfen Teebaumöl in eine Schüssel oder in eine Sitzbadewanne mit warmem Wasser. Nehmen Sie ein Sitzbad von 5 bis 10 Minuten Dauer.

Spülung im Genitalbereich: Sie lindert den Juckreiz bei Pilzerkrankungen im Genitalbereich. Außerdem sollen Spülungen bei Ausfluß hilfreich sein.
Anwendung: Geben Sie 4 bis 5 Tropfen Teebaumöl in ein Gefäß mit warmem Wasser (z. B. eine Kanne), und lassen Sie die Flüssigkeit langsam über den Genitalbereich rinnen.

Für Fußbäder (z. B. gegen Fußschweiß) empfiehlt sich auch eine Mischung aus 100 g Kochsalz, 40 Tropfen Teebaumöl, 40 Tropfen Salbeiöl und 3 g Tween 80 oder Lanette N (Emulgatoren). Vermischen Sie zuerst die Öle mit Tween oder Lanette. Geben Sie diese Mischung unter ständigem Rühren in kleinen Portionen unter das Salz. Rühren Sie alles gut durch, und füllen Sie dann die Salzmischung in ein verschließbares Einmachglas ab. Für ein Fußbad benötigen Sie 3 bis 4 EL des Badesalzes.

Mundspülung

Bei Erkältungskrankheiten, Mundgeschwüren und Zahnschmerzen haben sich Mundspülungen mit Teebaumöl bewährt. Die Mundhöhle wird desinfiziert, Schmerzen werden gelindert, und der Heilungsprozeß bei bereits entzündeten Stellen im Mund- und Gaumenbereich wird unterstützt. Regelmäßige Mundspülungen mit Teebaumöl beseitigen Mundgeruch und sorgen für einen frischen, gesunden Atem. Allerdings darf die Teebaumöl-Wasser-Mischung nach der Spülung niemals geschluckt werden!

Anwendung: Geben Sie 5 bis 10 Tropfen Teebaumöl in ein Glas mit warmem Wasser, und rühren Sie die Mischung gut durch. Für ungefähr 3 bis 5 Minuten gurgeln Sie gründlich oder spülen den Mund mehrfach damit aus.

Gerade im Mundbereich hat sich die desinfizierende Wirkung von Teebaumöl bewährt: Nicht nur bei akuten Entzündungen, sondern auch als Prophylaxe gegen Karies und Mundfäule haben sich Mundspülungen mit Teebaumöl als günstig erwiesen.

Inhalationen

Inhalationen mit Teebaumöl wirken sich günstig auf erkrankte Atemwege, etwa bei Erkältungskrankheiten oder bei Asthma, aus. Auch als Dampfbäder bei Hautproblemen werden sie erfolgreich angewandt.

Anwendung: Geben Sie 5 Tropfen Teebaumöl in eine Schüssel mit heißem Wasser. Beugen Sie sich darüber, und bedecken Sie Kopf und Schüssel mit einem größeren Handtuch. Nun atmen Sie 10 Minuten lang die aromatischen Dämpfe ein. Dabei sollten Sie die ganze Zeit die Augen geschlossen halten, weil Teebaumöl die Augen reizen kann.

Für die Nacht können Sie einige Tropfen Teebaumöl direkt auf Ihr Kopfkissen geben. Damit lindern Sie Erkältungs- und Atembeschwerden und fördern den Heilungsprozeß!

Das Teebaumöltaschentuch für unterwegs

Eine bequeme Variante der Inhalation für unterwegs ist ein Taschentuch, das mit einigen Tropfen Teebaumöl beträufelt wird. Das verschafft Linderung bei Schnupfen und Husten, und Sie können sich – dank der belebenden Wirkung von Teebaumöl – damit auch eine »Erfrischungspause« verschaffen!

Kompressen bei Wunden und Entzündungen

Kompressen aus einem sterilen, mehrfach zusammengelegten Stück Mull oder Leinen legt man u. a. zum Desinfizieren auf Wunden, die Flüssigkeit absondern. Zudem sind sie bei Entzündungen, Krampfadern und vielerlei anderen Beschwerden ein bewährtes Hausmittel.

Anwendung: Es kommt auf die Größe der betroffenen Hautstelle an, ob Sie als Kompresse besser einen Wattebausch, einen Waschlappen oder ein Leinentuch verwenden. Die Kompresse wird in Wasser getaucht, gut ausgedrückt und dann mit 3 bis 5 Tropfen Teebaumöl beträufelt. Je nach Bedarf sollte das Wasser entweder eiskalt (z. B. bei den meisten Entzündungen, bei Prellungen, Verstauchungen oder offenen Wunden) oder heiß (z. B. bei Furunkeln) sein. Zwischendurch sollte die Kompresse immer wieder erneuert werden.

Mit Teebaumöl erhalten Kompressen, Umschläge und Wadenwickel eine einzigartige Kombination von Heilwirkungen: Desinfizierung, Schmerzlinderung und Beschleunigung des Heilungsprozesses.

Umschläge bei Abszessen und Furunkeln

Bei Abszeßbehandlungen, etwa um den Eiter oder einen entzündlichen Splitter zu entfernen, sind Umschläge mit Teebaumöl besonders empfehlenswert. Dabei wirkt Teebaumöl nicht nur desinfizierend, sondern auch entzündungshemmend. Auch bei Furunkeln beschleunigt Teebaumöl die »Reifung«. Sie sollten allerdings nie versuchen, Furunkel auszudrücken.

Anwendung: Für den Umschlag rühren Sie etwas Heilerde aus der Apotheke mit Wasser an und mischen einige Tropfen Teebaumöl darunter. Anschließend tragen Sie die Mischung auf die betroffene Hautstelle auf und decken diese mit einer Mullbinde ab. Bei Entzündungen des Haarbalgs (Furunkel) kann man mit warmem Wasser (etwa 30 °C) und Teebaumöl getränkte Handtücher für ca. 20 bis 30 Minuten auf die betroffene Stelle legen, wobei der Umschlag neu getränkt werden muß, wenn er sich abzukühlen beginnt. Oder Sie geben 5 bis 8 Tropfen Teebaumöl auf einen Wattebausch und betupfen die betroffene Stelle 2- bis 3mal täglich damit.

Auch bei Blutergüssen und Prellungen hat sich Teebaumöl bewährt! Nach der Kühlung des Blutergusses können Sie einige Tropfen reines Teebaumöl direkt auf die betroffenen Stellen auftupfen. Teebaumöl unterstützt den Heilungsprozeß.

Massage bei körperlichem und seelischem Unwohlsein

Das Besondere an einer Massage ist, daß sie auf zwei Ebenen wirkt: Auf der körperlichen entspannt und belebt sie die Muskeln, unterstützt den Blutstrom und den Lymphfluß und dehnt die verbindenden Gelenkgewebe. Im seelischen Bereich kann Massage von Anspannung und Angst befreien. So kann durch Massage ein völlig neues Körpergefühl entstehen, indem man spüren lernt, welcher Körperteil sich »abgetrennt« fühlt und wo Energien »blockiert« sind. In diesem Sinn setzt Massage Energien wieder frei, wodurch sich nicht nur die gesamte Körperhaltung, sondern auch der Gesichtsausdruck verändern kann.

Man kann sich auch selbst massieren

Für den Laien empfehlen sich vorwiegend Streichen und Kneten – so können weder Bindegewebe noch Weichteile verletzt werden. Viele Menschen empfinden es als wohltuend, wenn sie von anderen massiert werden. Gezielt am ganzen Körper eingesetzt, kann jedoch auch Selbstmassage erfrischen und entspannen. Dabei sollte man sich vor Beginn der Massage immer auf den Atem konzentrieren. Einige Minuten im Lotossitz (Yoga) oder in der Rückenlage mit angezogenen Beinen zur Entspannung runden die Selbstmassage ab.

Darüber hinaus kann man auch Bürsten oder Frottiertücher zur Massage verwenden. Man sollte jedoch immer darauf achten, die kreisenden Bewegungen von den Zehen in Richtung Herz und Kopf durchzuführen. Die umgekehrte Richtung kann zu Kreislaufbeschwerden führen.

Massagen mit Teebaumöl: Teures Massageöl ist nicht notwendig. Statt dessen können Sie Ihr eigenes Massageöl herstellen. Dafür mischen Sie Teebaumöl mit reinem Pflanzenöl, z. B. Oliven-, Mandel- oder Avocadoöl. Es kommen auf 100 ml Pflanzenöl rund 50 Tropfen Teebaumöl (7 bis 8 Tropfen Teebaumöl auf 1 EL Pflanzenöl). Füllen Sie die Ölmischung in eine dunkle Flasche. Vor dem Gebrauch sollten Sie die Flasche immer gut schütteln, damit sich die Öle wieder mischen.

Die entspannende und heilende Wirkung von Massage kann durch gezielte Atemtechnik verstärkt werden: Wenn man zu dem Körperbereich »hinatmet«, an dem der Masseur arbeitet, kann man die manchmal entstehenden Schmerzen selbst lindern.

Inzwischen hat sich Shiatsu (Akupressur), eine Druckmassage aus Japan, auch hierzulande etabliert. Dabei werden mit leichtem Druck und kreisenden Bewegungen sogenannte Meridiane angeregt, die bestimmten Organen heilende Impulse vermitteln sollen.

Teebaumölhaltige Kosmetika

So wie Teebaumöl zur Heilung von Hautkrankheiten herangezogen wird, so effektiv kann es auch für die tägliche Hautpflege genutzt werden. Wer zu allgemeinen Hautirritationen, zu Allergien, Akne oder zu Pickeln neigt, wer eine besonders empfindliche oder schlecht durchblutete Haut hat, aber auch wer regelmäßig von Herpesbläschen und Warzen heimgesucht wird, der sollte sich angewöhnen, seiner Gesichts- oder Körpercreme einige Tropfen Teebaumöl beizugeben. Auch andere ätherische Öle eignen sich zur kosmetischen Anwendung und werden wie Teebaumöl einfach in die fertige Creme gegeben: Kamillen-, Lavendel- oder Rosenöl für die empfindliche Haut oder Zitronen- oder Salbeiöl bei fettiger Haut.

Wer sich das Mischen ersparen will und lieber industriell hergestellte Teebaumölprodukte anwendet, dem steht inzwischen eine große Auswahl zur Verfügung: Auch die internationale Kosmetikindustrie hat die positiven Eigenschaften von Teebaumöl entdeckt! Zahlreiche Firmen greifen mittlerweile auf Teebaumöl als Bestandteil von Kosmetika und Körperpflegemitteln zurück.

Geben Sie einfach ein paar Tropfen Teebaumöl in Ihre Gesichts- oder Körpercreme. Denn diese Kombination wirkt dauerhaft feuchtigkeitsregulierend und durchblutungsfördernd. Schon bald wird Ihre Haut gesünder, jünger und schöner aussehen!

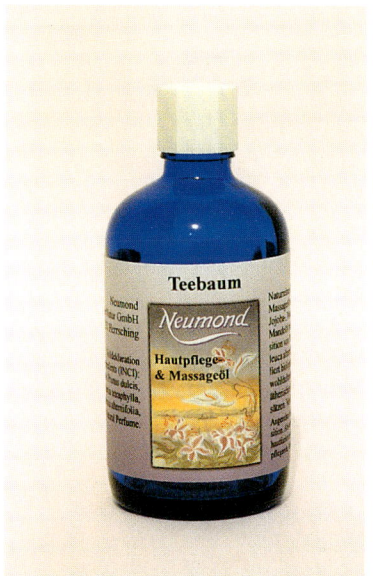
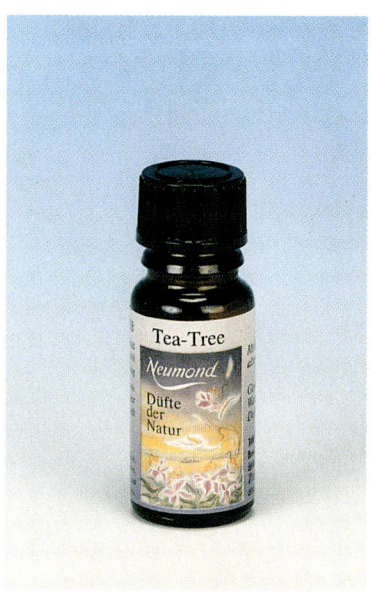

Am Anfang stand das Aromaöl (rechts) – mittlerweile gibt es aber die unterschiedlichsten Kosmetikprodukte auf Teebaumölbasis.

Teebaumöl für die Körper- und Gesichtscreme

Teebaumöl können Sie Ihrer normalen Gesichts- und Körpercreme beimischen. Abgesehen von der heilenden Wirkung, wirkt Teebaumöl ganz allgemein hautpflegend. Außerdem fördert Teebaumöl das jugendliche Aussehen der Haut: Da Teebaumöl die Durchblutung anregt, reichert es die Hautzellen mit Sauerstoff an und fördert die Regeneration auch bereits geschädigter Haut. So können schädliche Umwelteinflüsse und Sonneneinwirkung, aber auch der natürliche Alterungsprozeß der Haut »aufgefangen« werden.

Wenn Sie Ihre Pflegecreme bzw. -lotion mit Teebaumöl anreichern, sollte sie möglichst schnell aufgebraucht werden. Obwohl Teebaumöl eine keimtötende Wirkung hat, kann es sein, daß bereits durch das Mischen so viele Keime in die Creme gelangen, daß ihre Haltbarkeit eingeschränkt wird.

Anwendung: Geben Sie einige Tropfen in den Cremetiegel, in Lotionsflaschen oder in vorher abgeschöpfte kleinere Portionen, und rühren Sie die Mischung vorsichtig mit einem sauberen Löffel (der am besten vorher in kochendheißem Wasser sterilisiert wurde) oder mit einem Holzstäbchen um.

Teebaumöl für gepflegte Haare

In der heutigen Zeit kommt der Haarpflege ein wesentlich größerer Stellenwert zu als noch vor wenigen Jahrzehnten. Teebaumöl kräftigt Haar und Kopfhaut und reguliert den Fetthaushalt, was ebenso für trockenes wie für stark fettendes Haar von Bedeutung ist. Außerdem haben sich Shampoos mit Teebaumöl als hochwirksame Mittel gegen Schuppen erwiesen.

Durch Teebaumöl kann man sich auch vor Kopfläusen schützen! Vor allem Kinder werden von den unangenehmen kleinen Blutsaugern heimgesucht (siehe auch Seite 123).

Anwendung: Mischen Sie ein pH-neutrales Shampoo mit Teebaumöl: Das Verhältnis sollte 100 ml Shampoo zu 60 Tropfen Teebaumöl betragen. Schütteln Sie die Flasche vor Gebrauch.

Eine umfassende Hygiene ist heute wichtiger denn je

In allen Bereichen, in denen besondere Hygiene erforderlich ist, sollte Teebaumöl nicht fehlen. Gewöhnen Sie es sich an, zur täglichen Körperpflege teebaumölhaltige Produkte wie Teebaumölseife oder -duschgel, -deodorant oder Teebaumöl als Badezusatz zu benutzen.

Teebaumölprodukte in industrieller Verarbeitung

Neben den speziellen teebaumölhaltigen Hautcremes für Körper, Gesicht und Hände gibt es noch eine ganze Reihe von anderen pflegenden Teebaumölprodukten, die von der Kosmetikindustrie hergestellt werden: Sie decken nahezu den gesamten Bedarf für die unterschiedlichsten Bedürfnisse ab. Die folgenden medizinischen, kosmetischen und reinigenden Sidelineprodukte können Sie mittlerweile in vielen Apotheken, Drogerien, Reformhäusern und Naturkostläden kaufen.

Teebaumöl-Sidelineprodukte

Produkt	Anwendungsbereich
Antiseptische Cremes und Salben	Speziell für Hautentzündungen sowie bei Pilzerkrankungen
Körperpflegeprodukte für jeden Hauttyp	Zur allgemeinen Hautpflege; zur Behandlung von Hautproblemen
Lippenbalsam	Bei trockenen Lippen und rissigen Mundwinkeln
Shampoo, Haarspülung und Festiger für jeden Haartyp	Zur Regulierung der Talgproduktion; für Festigkeit und Glanz der Haare
Spezielle Handcremes	Für strapazierte Hände
Fußcreme	Gegen Fußschweiß und -pilz
Duschgels und Badezusätze	Zur schonenden Körperreinigung
Seifen aller Art	Zur Desinfektion und Reinigung
Deodorants	Gegen Körpergeruch; zur Schweißregulierung
Zahncremes	Zur Stabilisierung der Mundflora; gegen Zahnbelag
Mundwasser	Gegen Mundgeruch; keimtötend
Sonnencreme und After-sun-Lotionen	Zum Schutz und zur Pflege der Haut bei Sonnenbestrahlung
Teebaumölprodukte für die Tierpflege	Zur Fellwäsche; gegen Parasitenbefall
Antibakterielle Haushaltsreiniger	Für die keimtötende Reinigung im Haushalt

Das im Handel erhältliche Massageöl, das Teebaumöl enthält, ist ziemlich kostspielig. Es empfiehlt sich deshalb, teebaumölhaltiges Massageöl selbst herzustellen, das mit seinen durchblutungsfördernden und heilenden Eigenschaften ebenso effektiv ist wie industriell hergestellte Präparate.

In Australien und den USA sind sogar Teebaumölzäpfchen erhältlich, die sich besonders gut gegen Vaginalpilze und – rektal eingeführt – gegen Hämorrhoiden bewährt haben.

Teebaumöl in der Aromatherapie

Schon immer haben die Menschen Düfte geschätzt: Duftende Kerzen oder Räucherstäbchen gehörten und gehören in vielen Kulturen zum Zeremoniell von religiösen Riten. Die katholische Kirche nutzt heute noch den Duft von Weihrauch bei Messen und Prozessionen.

Auch wenn der Duft des Teebaumöls – im Vergleich etwa zu Rosen- oder Lavendelöl – nicht unbedingt zu seinen herausragendsten Eigenschaften gehört, so ist das ätherische Öl allein schon wegen seines hohen therapeutischen Nutzens im medizinischen Bereich besonders für die Aromatherapie geeignet. Teebaumöl enthält sogenannte flüchtige Düfte, die bei der Verdunstung durch den Luftbefeuchter der Heizung oder die Duftlampe sehr gut zur Wirkung kommen. Entsprechend den vielfältigen medizinischen Anwendungsmöglichkeiten von Teebaumöl ist die Entfaltung seiner Duftstoffe hilfreich bei allen Erkältungssymptomen, vor allem bei einer verstopften Nase und bei starkem (Reiz-)Husten.

Darüber hinaus wirkt es auch in der Luft gegen Viren und Bakterien, weshalb sich eine Aromatherapie mit Teebaumöl auch zur allgemeinen Desinfektion im Haushalt empfiehlt.

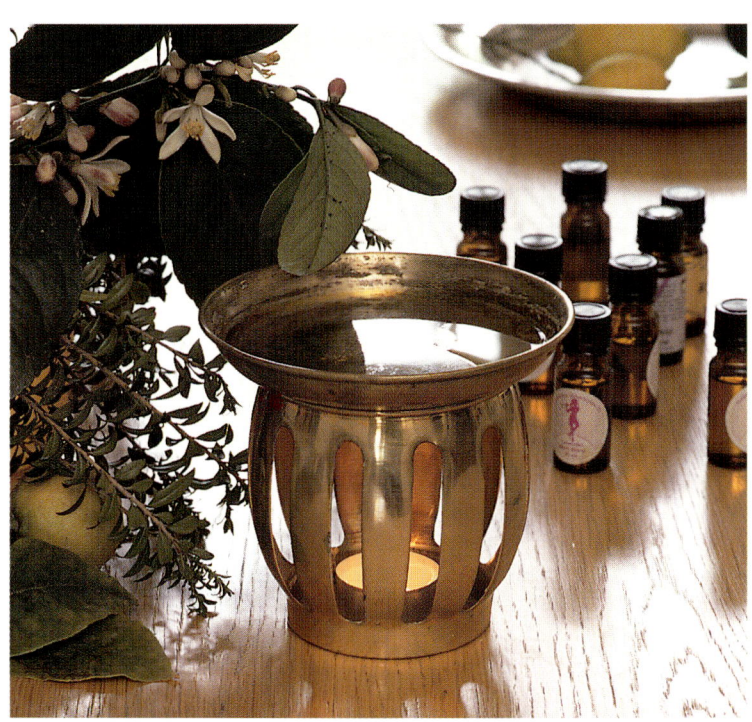

Auch für die Anwendung von Teebaumöl in der Aromatherapie gilt: Kaufen Sie nur reines, rückstandfreies Teebaumöl, bei dem die Richtlinien für die Cineol- und Terpinenanteile eingehalten worden sind!

Teebaumöl bei seelischen Verstimmungen

Bei seelischen Verstimmungen und Depressionen wird Teebaumöl ebenfalls eine therapeutische Wirkung nachgesagt. So sollen das logische Denken und das zielgerichtete Handeln durch die regelmäßige Anwendung des ätherischen Öls gefördert werden. Demnach kann es etwa bei stundenlanger Schreibtischarbeit sinnvoll sein, sich einen »Energieschub« durch die Aromatherapie mit Teebaumöl zu verschaffen. Außerdem wird Teebaumöl bei Konzentrationsschwäche, Verwirrtheit, Erregungszuständen und Entscheidungsunfähigkeit eingesetzt. Menschen, die unter ständiger Müdigkeit, aber interessanterweise auch diejenigen, die unter anhaltender Schlaflosigkeit leiden, haben mit der Anwendung von Teebaumöl gute Erfahrungen gemacht.

Teebaumöl heilt nicht nur körperliche Beschwerden, sondern es wirkt auch ausgleichend auf die Psyche. Deshalb kann es auch scheinbar völlig gegensätzliche Symptome lindern.

Vielfältiger Nutzen durch die Teebaumöl-Aromatherapie

Das Aroma von Teebaumöl verleiht den Räumen einen angenehmen, frischen Duft. Wegen seiner keimtötenden Wirkung eignet sich Teebaumöl darüber hinaus hervorragend zur Desinfektion von Krankenzimmern. Vor allem wenn es sich um ansteckende Krankheiten handelt, sollte im Zimmer des Patienten eine Duftlampe oder eine Schale heißes Wasser mit ein paar Tropfen reinem Teebaumöl stehen. Im Sommer eignet es sich zur Vertreibung lästiger Insekten wie Mücken und Fliegen.

Vorsicht bei Hitze!

Teebaumöl hat einen besonders niedrigen Flammpunkt: ca. 58 °C. Wenn ein mit Teebaumöl getränkter Lappen oder Wattebausch der Sonne direkt ausgesetzt ist, kann es zu einer Selbstentflammung kommen, die schnell außer Kontrolle geraten kann.

Aromatherapie – so wenden Sie Teebaumöl richtig an

Für die Verdunstung von Teebaumöl geben Sie ein paar Tropfen reines Teebaumöl in den Luftbefeuchter Ihrer Heizung, in eine Duftlampe oder in eine kleine Schale mit heißem Wasser.

Mischungen mit anderen Aromaölen

Teebaumöl harmoniert gut mit Rosen- und Lavendelöl. Durch diese Mischungen läßt sich auch der etwas strenge Geruch des Teebaumöls mildern.

Heilen, pflegen und entspannen mit Aromatherapie

Ein uralter, doch erst in diesem Jahrhundert wiederentdeckter Zweig der Naturheilkunde ist die Aromatherapie. Sie wird heute von vielen Menschen aus den unterschiedlichsten Gründen geschätzt.

Zur Geschichte des Dufts

Aromatische Essenzen wurden bereits vor mehr als 4000 Jahren in China zu Heilzwecken eingesetzt. Den Begriff »Aromatherapie« prägte Ende der dreißiger Jahre der französische Chemiker René-Maurice Gattefossé, der die Heilkraft der ätherischen Öle für die moderne Medizin wiederentdeckte. Im Ersten Weltkrieg hatte er die Verwundeten in den Lazaretten mit ätherischen Ölen behandelt. Sie verhinderten Wundbrand, förderten den Heilungsprozeß von Wunden, senkten Fieber und linderten Schmerzen. Und das wichtigste: Sie stärkten den Lebenswillen der Kranken und trugen auf diese Weise zusätzlich zur Heilung bei. In den folgenden Jahrzehnten waren die meisten Mediziner und Wissenschaftler jedoch zu sehr mit der Entwicklung von chemischen Medikamenten beschäftigt, um die ätherischen Öle als alternative Naturheilmittel einer genaueren Prüfung zu unterziehen und ihren therapeutischen Nutzen anzuerkennen. So geriet die Aromatherapie bei vielen wieder in Vergessenheit. Erst mit der allgemeinen Rückbesinnung auf natürliche Behandlungsmethoden wurde auch den ätherischen Ölen wieder verstärkt Beachtung geschenkt. Inzwischen würdigen nicht nur Heilpraktiker, sondern auch Schulmediziner die Aromatherapie als sanfte, ganzheitliche Heilmethode, die ebenso bei körperlichen Beschwerden wie auch bei seelischen Verstimmungen hilfreich sein kann.

Wirkungen der Aromatherapie

Der Aromatherapie liegt die ganzheitliche Sicht des Menschen zugrunde. Danach ist der Einklang von Körper, Geist und Seele die Grundvoraussetzung für Gesundheit und Wohlgefühl. Immer mit dem Ziel, die Selbstheilungskräfte anzuregen oder zu harmonisieren, wird die therapeutische Anwendung von ätherischen Ölen ebenso zur Steigerung des allgemeinen Wohlbefindens und zur Entspannung wie zur Vorbeugung, zur Linderung und manchmal sogar zur Heilung von bestimmten Krankheiten eingesetzt. Doch kann die Aromatherapie in der Regel nur ergänzend zu medizinischen, physikalischen oder psychologischen Therapieformen herangezogen werden.

Wissenswertes über ätherische Öle

Heute werden überall auf der Welt die ätherischen Öle aus einheimischen Pflan-

zen gewonnen. Meistens durch Wasserdampfdestillation wird das jeweilige Öl aus Blüten, Stengeln und Blättern zu hochwertigen Ölkonzentraten verarbeitet, die später vorwiegend mit Wasser verdünnt oder als Zusatz von Cremes etc. zur Anwendung kommen. Mittlerweile werden einige ätherische Öle auch chemisch hergestellt. Doch können sie nur in den seltensten Fällen mit den natürlichen ätherischen Ölen konkurrieren. Manchmal werden natürliche ätherische Öle auch mit künstlichen Inhaltsstoffen gestreckt. Das ist für die Hersteller kostengünstiger. Außerdem können sie auf diese Weise schneller und effektiver der großen Nachfrage gerecht werden. Wenn Sie sich nicht sicher sind, ob das ätherische Öl, das Sie verwenden, auf natürlicher Basis hergestellt wurde, sollten Sie sich beim Hersteller nach den Inhaltsstoffen erkundigen. Ein weiterer Hinweis kann auch der Preis sein. Es gibt enorme Preisunterschiede, die in der Regel auf die Qualität schließen lassen. Weil bei der Anwendung von ätherischen Ölen eine hochwertige Qualität von entscheidender Bedeutung ist, sollte man beim Kauf keine Kosten scheuen und bewußt dem teureren Öl den Vorzug geben.

▶ Kaufen Sie am besten nur ein 100 Prozent reines ätherisches Öl aus kontrolliert biologischem Anbau und kein naturidentisches Öl – was nämlich lediglich heißt, daß es künstlich hergestellt ist.

▶ Das Ursprungsland, die lateinische Bezeichnung der Herkunftpflanze, der Pflanzenteil, aus dem das Öl gewonnen wurde, und gegebenenfalls ein Trägeröl sollten auf dem Etikett vermerkt sein.

Ein Duft für jede Stimmung   So vielfältig die Pflanzenwelt der Erde ist, so unterschiedlich ist die Zusammensetzung der Inhaltsstoffe der verschiedenen Aromaöle. Dementsprechend hat jedes ätherische Öl nicht nur seinen eigenen, unverwechselbaren Duft, sondern auch eine sehr spezifische Wirkung. Die Anwendung der Aromatherapie setzt also gute Kenntnisse über die verschiedenen Eigenschaften der einzelnen ätherischen Öle voraus. Außerdem ist es wichtig, die persönlichen Vorlieben in bezug auf die Düfte zu berücksichtigen: Je ansprechender der Duft, desto wahrscheinlicher ist es, daß das Öl auch am besten zur augenblicklichen Verfassung paßt.

Rosenöl ist mit das kostbarste und teuerste Aromaöl.

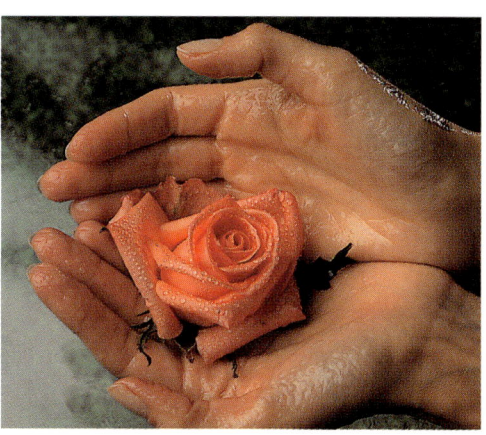

Teebaumöl für sanfte Säuglingspflege

Babys und Kinder sind keine »kleinen Erwachsenen«: Ihr Körper reagiert in vielem einfach anders. Deshalb gilt vor allem für den Einsatz von Medikamenten: Grundsätzlich nur Präparate anwenden, die speziell auf die körperliche Entwicklung des Kindes abgestimmt sind!

Säuglinge haben eine äußerst empfindliche Haut. Für die Babypflege darf daher niemals unverdünntes Teebaumöl zur Anwendung kommen. Wenn man diese Vorgabe beachtet, spricht nichts dagegen, Teebaumöl auch für die sanfte Pflege von Säuglingen einzusetzen; im Gegenteil: Wegen seiner desinfizierenden und keimtötenden Eigenschaften ist Teebaumöl gerade für die zarte und empfindliche Kinderhaut geeignet.

Vorsichtsmaßnahmen, die Sie beachten sollten

● Verwenden Sie nie reines Teebaumöl für die Körperpflege und medizinischen Behandlungen von Babys.

● Unverdünntes Teebaumöl sollten Sie auch niemals im Windelbereich oder bei offenen Wunden anwenden!

● Wenn keine speziellen Angaben zur Behandlung von Säuglingen vorliegen, gilt für die Anwendung von verdünntem Teebaumöl: Die Dosierungsangaben für Erwachsene sollten Sie für die Säuglingspflege immer etwa um die Hälfte reduzieren.

● Wie bei Erwachsenen darf Teebaumöl natürlich auch nie in Kontakt mit den Augen des Babys kommen! Vorsicht also bei allen Behandlungen der Kopfhaut!

● Vor der Anwendung von Teebaumöl bei Hautirritationen, -ausschlägen und Milchschorf sollten Sie immer erst einmal vom Kinderarzt die Ursachen abklären lassen. Hautreaktionen können Hinweise auf ernsthafte Erkrankungen der inneren Organe sowie auf Neurodermitis und Allergien sein.

● Wenn Sie als stillende Mutter schmerzende, trockene oder rissige Brüste mit Teebaumöl behandeln wollen, sollten Sie – zum Schutz des Babys – niemals unverdünntes Teebaumöl auftragen. Hier sind selbstgemischte Teebaumöllotionen (siehe Seite 44) oder solche aus industrieller Verarbeitung besonders empfehlenswert, die Sie am besten nach dem Stillen auftragen – auf keinen Fall direkt davor!

Vorsicht bei Milchschorf!

Milchschorf bei Babys kann der Vorbote einer Neurodermitis sein! Wenn der Milchschorf nicht spätestens nach Ende des dritten Lebensmonats aufhört oder wenn der Hautausschlag sich entzündet, sollten Sie einen Arzt aufsuchen!

Hilfe bei Milchschorf

Wenn geklärt ist, daß die Ursachen von Milchschorf harmloser Natur sind, können Sie Teebaumöl bedenkenlos anwenden.

Anwendung: Erwärmen Sie 5 Tropfen reines Teebaumöl mit 1 TL Oliven-, Mandel- oder Avocadoöl im Wasserbad. Massieren Sie die Mischung sanft in die Kopfhaut des Babys ein, und lassen Sie sie 5 bis 10 Minuten lang einwirken. Danach waschen Sie sie mit Babyshampoo aus. Anfangs sollten Sie Teebaumöl täglich, danach nur noch etwa alle 3 bis 4 Tage anwenden.

Windelausschlag behandeln

Viele Babys leiden unter Windelausschlag, der durch die im Urin enthaltene Säure verursacht wird. Manchmal ist die Ursache auch Soor, mit dem die Säuglinge sich infiziert haben.

Behandlung auf Cremebasis: Mischen Sie die Babypflegecreme mit reinem Teebaumöl. Dabei sollte das Mischungsverhältnis 1 Tropfen reines Teebaumöl auf 1 TL Creme sein. Tragen Sie diese Creme bei jedem Windelwechsel auf.

Vollbad: Einem erneuten Ausschlag können Sie entgegenwirken, indem Sie dem Badewasser regelmäßig eine Mischung von Olivenöl und reinem Teebaumöl zusetzen.

Desinfektion des Kinderzimmers

Wohlgemerkt: Es sollte nicht darum gehen, Ihr Baby in einer völlig keimfreien Umgebung aufwachsen zu lassen. Es kann jedoch nicht schaden, wenn Sie ab und zu Teebaumöl im Raum verdunsten lassen. Vor allem wenn Ihr Kind erkältet ist, kann diese Maßnahme sinnvoll sein.

Anwendung: Geben Sie 5 Tropfen Teebaumöl in eine Duftlampe, einen Luftbefeuchter oder in eine Schale mit dampfend heißem Wasser, die sie ins Kinderzimmer stellen.

Bei Vollbädern mit Teebaumölzusätzen kommt es auf das richtige Mischungsverhältnis an, das sich nach dem Alter des Babys/Kleinkindes richtet: Für Babys unter 18 Monaten ist 1 Tropfen reines Teebaumöl auf 1 TL Olivenöl, für Kleinkinder über 18 Monaten sind 3 Tropfen reines Teebaumöl auf 1 TL Olivenöl empfehlenswert.

Statt der Aromatherapie können Sie bei Erkältungskrankheiten Ihres Kindes auch ein mit Teebaumöl beträufeltes Taschentuch unter das Kopfkissen legen. Diese Anwendung hat dieselbe Wirkung wie der Verdunstungsprozeß von Teebaumöl in der Duftlampe.

Haus und Garten natürlich pflegen und reinigen

Viele Menschen sind in der Auswahl und im Umgang mit Putzmitteln heute vorsichtiger als noch vor einigen Jahren: Immer häufiger werden Mittel bevorzugt, die biologisch abbaubar sind und damit nicht zur weiteren Zerstörung unserer Umwelt beitragen.

Viren und Bakterien sind in jedem Haushalt zu finden. Doch verfügen wir in der Regel über genügend Abwehrkräfte, die uns vor den Attacken dieser Mikroorganismen schützen. Es besteht also keine Veranlassung, es darauf anzulegen, einen keimfreien Haushalt zu führen. Problematisch wird es nur dann, wenn Empfindlichkeiten und Allergien vorliegen: Heute sind allergische Reaktionen auf synthetische Haushaltswaren, auf Teppiche, Tierhaare, Putzmittel, Hausstaubmilben, Farben und Lacke keine Seltenheit mehr. Zudem hat die Anfälligkeit gegen Bakterien und Pilze zugenommen: Unser Abwehrsystem wird durch Schadstoffe, Streß und falsche Ernährung immer stärker belastet, so daß manche Menschen an einer Immunschwäche leiden und sich überdurchschnittlich häufig mit Krankheitserregern infizieren. In solchen Fällen empfiehlt es sich, die desinfizierende Wirkung von Teebaumöl zu nutzen.

Im Unterschied zu einigen chemisch hergestellten, scharfen Reinigungsmitteln greift Teebaumöl keine Materialien an – und ist trotzdem effektiv in der Reinigung von Problembereichen wie WC, Bad und Küche. Und noch ein entscheidender Vorteil: Sie brauchen keine Gummihandschuhe mehr.

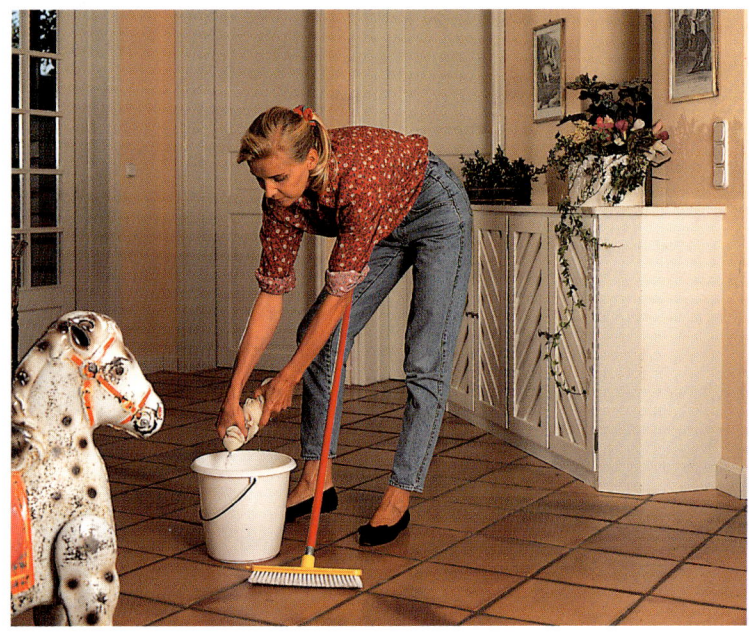

52

Für den Innen- und Außenbereich

Reinigungsmittel, die Teebaumöl enthalten, können im gesamten Haushalt eingesetzt werden. Mit ihrer antiseptischen und fungiziden Eigenschaft sind reines Teebaumöl und Teebaumölprodukte ebenso wirkungsvolle wie natürliche Alternativen zu scharfen Reinigungsmitteln. Vor allem dann, wenn der Kontakt mit chemischen Reinigungsmitteln allergische Reaktionen hervorruft, ist ihr Gebrauch ratsam: Sie sind hautschonend und umweltverträglich und beseitigen gründlich alle Bakterien.

Doch auch der Garten bietet Anwendungsmöglichkeiten für Teebaumölprodukte: Weil Teebaumöl Insekten abwehrt, sind Duftlampen mit Teebaumöl auf Balkon und Terrasse empfehlenswert. Für die Gartenarbeit selbst haben sich Teebaumöleinreibungen von Armen und Beinen gegen Ameisenbisse und Bienenstiche als hilfreich erwiesen. Selbst Pflanzen kann man mit Teebaumöl gegen Ungeziefer schützen.

Das Putzen mit Teebaumöl läßt die lästigen Gummihandschuhe, die bei der Reinigung strapazierte Hände schützen sollen, überflüssig werden. Denn Teebaumöl pflegt und schützt die Haut selbst beim Putzen.

Zecken – eine Plage im Sommer

Manchmal kann man sich nicht nur bei einem Waldspaziergang, sondern auch bei der Gartenarbeit einen der mittlerweile nicht mehr ungefährlichen Blutsauger einfangen. Zecken können die gefürchtete Frühsommermeningoenzephalitis (FSME) und die Lyme-Borreliose übertragen. Auch hier eignet sich Teebaumöl als Erste-Hilfe-Maßnahme.

Anwendung: Entfernen Sie die Zecke möglichst umgehend mit einer Nadel, Pinzette oder Zeckenzange. Die Zecke darf dabei nicht gequetscht werden, weil dadurch die Gefahr einer Übertragung von FSME oder Borreliose erhöht wird. Passen Sie auf, daß der Kopf der Zecke nicht in der Haut steckenbleibt! Danach geben Sie zur Desinfektion einige Tropfen Teebaumöl direkt auf die betroffene Stelle.

Sie sollten auf jeden Fall umgehend einen Arzt aufsuchen, um zu klären, ob die Zecke vollständig entfernt wurde und ob weitere Maßnahmen (Impfung, Antibiotikagabe) notwendig sind.

Gegen FSME gibt es eine Schutzimpfung; Lyme-Borreliose kann mit Antibiotika erfolgreich bekämpft werden. Ob Sie sich bei einem Zeckenbiß infiziert haben, erkennen Sie an der auffälligen Rötung der Hautstelle, die meist nach einigen Tagen oder Wochen auftritt.

Anwendung von Teebaumöl im Haushalt

Haushaltsreiniger: Setzen Sie dem Putzwasser für Fußböden und Kacheln Teebaumöl zu: Für 500 ml warmes Wasser werden etwa 30 Tropfen Teebaumöl benötigt. Rühren Sie das Putzwasser mit einem großen Löffel oder Holzstab gut durch, bevor Sie den Lappen darin eintauchen. So lassen sich selbst stark verschmutzte Kunststoff-, Fliesen- und Parkettböden gut reinigen.

Luftreiniger: Geben Sie einige Tropfen reines Teebaumöl in den Luftbefeuchter, in eine Duftlampe oder in eine Schale mit dampfend heißem Wasser, die Sie dann in den Wohnräumen oder auf Balkon bzw. Terrasse plazieren. Oder Sie geben 50 ml Wasser und 20 Tropfen reines Teebaumöl in eine Sprühflasche, die Sie gut schütteln. Dann sprühen Sie mehrfach kräftig in die Luft. Dadurch wird die Luft erfrischt und »gereinigt«, und die Staubpartikel sinken zu Boden.

Polster- und Teppichreiniger: Nehmen Sie eine Schüssel, und geben Sie 250 ml destilliertes Wasser, 10 Tropfen reines Teebaumöl, 3 EL Silberseife und 90 ml Weingeist hinein. Rühren Sie das Ganze mit einem elektrischen Mixer schaumig. Anschließend sollten Sie den Schaum sofort mit einem feuchten Schwamm auf den gesaugten Teppich bzw. auf das gereinigte Polster auftragen. Lassen Sie alles gut einwirken. Wenn Polster und Teppiche trocken sind, können Sie die Flächen mit dem Staubsauger absaugen.

Waschmittelzusätze: Auch zur Desinfektion von Kleidungsstücken und Unterwäsche, Bettwäsche, Handtüchern, Windeln usw. eignet sich der Einsatz von Teebaumöl. Außerdem können auf diese Weise Hausstaubmilben abgetötet werden, die manchmal allergische Reaktionen auslösen.

- Bei der Handwäsche sollten Sie 20 Tropfen reines Teebaumöl für etwa 100 ml flüssiges Feinwaschmittel verwenden. Fügen Sie noch 5 Tropfen Lavendel- und 3 Tropfen Zitronenöl hinzu.
- Für die Maschinenwäsche setzen Sie die gleiche Menge Teebaumöl einem flüssigen Waschmittel zu.

Tip: Fliesen und Armaturen können Sie hervorragend mit Teebaumöl reinigen! Geben Sie 10 ml Spülmittel und 4 Tropfen reines Teebaumöl in eine Schale. In einem zweiten Behälter verrühren Sie kräftig 90 ml Wasser mit 10 g Zitronensäure. Nun geben Sie die Spülmittel-Teebaumöl-Mixtur sowie 10 ml Weingeist (90 Prozent) dazu und verrühren alles. Anschließend füllen Sie die Flüssigkeit in eine dunkle Flasche und verwenden sie unverdünnt für die Reinigung Ihrer Fliesen und Armaturen. Mit dieser Mixtur lassen sich sogar Kalkflecken entfernen.

Anwendung von Teebaumöl im Garten

Vorbeugung gegen Insektenstiche: Reiben Sie gefährdete Stellen wie Arme, Handgelenke, Beine oder Füße mit einigen Tropfen reinem Teebaumöl ein. Sie können aber auch die Kleidung mit Teebaumöl behandeln. Nachts schützen Sie sich vor Mücken, indem Sie ein paar Tropfen reines Teebaumöl direkt auf Ihr Kopfkissen geben. Sie können auch eine Duftlampe im Schlafzimmer aufstellen.

Teebaumöl als Pflanzenschutzmittel: Zwar gibt es bislang nur wenige offizielle Erfahrungsberichte, die sich auf die spezielle Wirkung von Teebaumöl als Pflanzenschutzmittel gegen Blattläuse und anderes schädliches Ungeziefer beziehen. Doch viele Balkon- und Gartenbesitzer bestätigen, daß sich Teebaumöl auch in diesem Bereich bewährt hat. Geben Sie ca. 30 Tropfen Teebaumöl in 500 ml warmes Wasser, und besprühen Sie die betroffenen Stellen der Pflanze damit.

Teebaumöl gegen Ameisen: Ameisen meiden Teebaumöl. Träufeln Sie also überall dort, wo sich »Ameisenstraßen« befinden, großzügig Teebaumöl hin. Auch Schrankoberflächen können Sie bedenkenlos mit reinem Teebaumöl behandeln, denn es greift keine Materialien (weder aus Holz noch aus Kunststoff) an. Ansonsten können Sie Duftlampen mit heißem Wasser aufstellen, in das Sie einige Tropfen Teebaumöl gegeben haben. Diese Lampen postieren Sie genau dort, wo die Ameisen in die Räume eindringen.

Teebaumöl gegen Schnecken: Jedes Jahr aufs neue beklagen die Gartenbesitzer ihre großen Verluste an Gemüse und Blumen, die den nimmersatten Schnecken zum Opfer gefallen sind. Hier schafft Teebaumöl Abhilfe: Legen Sie einen Ring aus Erde, Laub oder Katzenstreu um die gefährdeten Pflanzen, und beträufeln Sie diesen kräftig mit Teebaumöl. Das hält die Schnecken ab, tötet sie aber nicht. Wiederholen Sie den Vorgang nach ein paar Tagen (Teebaumöl verflüchtigt sich mit der Zeit), bis das Gemüse geerntet ist oder die Blumen verblüht sind.

Um sich vor Blutegeln und Insekten zu schützen, tränkten die australischen Teebaumschnitter früher ihre Strümpfe mit Teebaumöl, wenn sie in den westaustralischen Sümpfen arbeiteten. So blieben sie von den Plagegeistern verschont.

Teebaumöl ist ein natürliches Abwehrmittel gegen Ungeziefer, das die Tiere nicht tötet. Natürlich kann man nicht den ganzen Garten mit Teebaumöl beträufeln. Aber für einzelne Pflanzen, kleine Beete oder Gewächshäuser ist die Anwendung von Teebaumöl bestens geeignet.

Tierpflege mit Teebaumöl

Wer die Krankheiten seines Vierbeiners erst einmal selbst therapieren möchte, der sollte schon Erfahrung mit Tieren haben. Andernfalls sollten Sie besser den Tierarzt aufsuchen!

Schon längst haben Tierärzte die antiseptische und pflegende Wirkung von Teebaumöl entdeckt. In Australien und den USA ist es inzwischen üblich, daß Tierhalter und -ärzte erst einmal Teebaumölprodukte zur Tierpflege anwenden, bevor sie zur Beseitigung von Läusen, Flöhen und Zecken oder zur Behandlung von Insektenstichen chemische Substanzen einsetzen. Aber auch für die Fellpflege ist Teebaumöl geeignet. Besonders bei Hunden, Katzen und Pferden hat sich sowohl die medizinische wie die pflegende Anwendung von Teebaumöl bewährt. Weil die meisten Tiere eine besonders empfindliche Nase haben, wirkt Teebaumöl in der Regel schon in geringer Konzentration.

Wann ist Fellpflege sinnvoll?

Normalerweise braucht man sich kaum um die Fellpflege der Haustiere zu kümmern. Im Gegenteil: Wer das Fell seines Tieres ständig pflegt und badet, gefährdet die Schutzfunktion der Haut. Tiere können sich selbst am besten pflegen. Es gibt jedoch Situationen, in denen der Besitzer eingreifen sollte. Dazu gehört eine starke Verschmutzung des Fells, dem das Tier nicht mehr »gewachsen« ist. Oder das Fell ist durch Krankheit oder Ungeziefer in Mitleidenschaft gezogen, so daß es eine intensive Pflege benötigt. Abgesehen von diesen Ausnahmesituationen, reicht es völlig aus, wenn z. B. ein Hund ein- bis zweimal im Jahr gebadet wird. Katzen, Hamster und Vögel sollte man niemals baden.

Wenn Sie kleine Tiere mit Teebaumöl behandeln wollen, können Sie 20 ml Oliven-, Mandel-, Jojoba- oder Avocadoöl mit 5 Tropfen Teebaumöl anreichern und die Mixtur anschließend in eine dunkle Flasche füllen. Vor Gebrauch sollte die Flasche immer gut geschüttelt werden.

Vorsicht bei Kleintieren!

Bei kleinen Tieren, z. B. bei Hamstern, Mäusen oder Zwergkaninchen und -hasen, sollte eine direkte Anwendung mit reinem Teebaumöl nicht vorgenommen werden. Das gleiche gilt auch für Vögel. Kaninchen, Hasen und Meerschweinchen von normaler Größe können Sie dagegen mit Teebaumöl – wenn auch in geringer Dosierung – behandeln.

56

Behandlung von Tieren mit Teebaumöl

Fellpflege: Geben Sie einem Tiershampoo einige Tropfen Teebaumöl bei. Dabei sollte das Verhältnis ungefähr 5 Tropfen Teebaumöl auf 2 EL Tiershampoo sein. Lassen Sie das Shampoo einige Minuten lang einwirken, und waschen Sie es dann mit warmem Wasser gut aus. Wenn das Tier von einer Floh- oder Läuseplage betroffen ist, sollten Sie diese Prozedur einmal wöchentlich wiederholen.

Abreibung: Zwischen den Waschungen reiben Sie das Fell mit einem Schwamm, auf den Sie vorher – je nach Tiergröße – 10 bis 20 Tropfen reines Teebaumöl geträufelt haben, ab. Nach dieser Behandlung sollte das Fell immer gründlich gebürstet werden.

Anwendung bei Läusen und Flöhen: Bei Läusen oder Flöhen tragen Sie – je nach Tiergröße – 10 bis 20 Tropfen reines Teebaumöl auf das Fell auf und verteilen es sorgfältig. Wiederholen Sie diese Anwendung so lange, bis die Läuse- oder Flöheplage beseitigt ist. Zusätzliche Waschungen mit Teebaumölshampoo lindern den Juckreiz.

Behandlung von Hauterkrankungen: Hauterkrankungen bei Tieren (z. B. Dermatitis, Fleckekzeme oder Fadenpilzinfektionen wie Tinea und Trichophytie), vor allem wenn sie durch Bakterien, Viren und Pilze hervorgerufen werden, können mit täglichen Anwendungen von Teebaumölshampoo sowie mit reinem Teebaumöl, das mit einem Tuch oder Lappen direkt auf die befallenen Hautpartien getupft wird, behandelt werden.

Anwendung bei Verletzungen: Kleinere Verletzungen wie Schürf- und Bißwunden oder Kratzer lassen sich ebenfalls gut mit Teebaumöl behandeln. Träufeln Sie dafür – je nach Größe des Tieres – 3 bis 5 Tropfen reines Teebaumöl auf ein Tuch, und tupfen Sie damit die Wunde vorsichtig ab. Dies sollte in den ersten 3 Tagen morgens und abends wiederholt werden.

Gesäuge- und andere Entzündungen: Hier eignen sich Umschläge mit einigen Tropfen reinem Teebaumöl, die vorher in warmes Wasser getaucht wurden, am besten.

Vorsicht bei Flohekzemen!

Wenn sich das Tier am Hals, unter dem Kinn oder an der Schwanzwurzel aufkratzt und aufbeißt, wenn Sie unter dem Fell Verkrustungen spüren oder die Haut an einigen Stellen blutet oder ihm sogar die Haare ausfallen, dann ist es meistens nicht nur von Flöhen befallen, sondern reagiert auch noch auf Flohbisse allergisch. Gehen Sie dann bitte zum Tierarzt!

Auch Haustiere bleiben von Allergien (z. B. als Folge von Dosen- oder Trockenfutter) nicht verschont. Die Symptome lassen sich oft gut mit Teebaumöl behandeln. Tragen Sie 3- bis 4mal täglich einige Tropfen reines Teebaumöl mit einem Tuch auf die betroffenen Stellen auf.

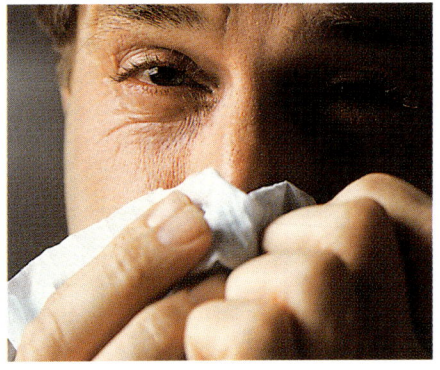

*Jeden Winter wieder: Mit Niesanfällen
kündigt sich die erste Erkältung an.*

Teebaumöl
bei Erkältungs-
krankheiten

Neben Hauterkrankungen sind Infektionen, die durch Viren oder Bakterien verursacht werden, die wichtigsten Anwendungsgebiete von Teebaumöl. Dabei ist eine Behandlung mit Teebaumöl bei Erkältungskrankheiten besonders effektiv: Abgesehen davon, daß Teebaumöl die Krankheitserreger direkt bekämpft, wirkt es auch stark schleimlösend: Symptome wie eine verstopfte Nase oder Husten können damit deutlich gelindert werden.

Erkältungssymptome mit Teebaumöl lindern

Am Anfang steht die Abwehrschwäche

Die meisten Erkältungskrankheiten entstehen durch Virusinfektionen. Vor allem in der kühleren Jahreszeit erkranken viele an Infektionen im Nasen-, Hals- und Rachenbereich. Mittlerweile tritt aber auch die sogenannte Sommergrippe häufiger auf. Daß die Krankheitserreger überhaupt eine Chance haben, sich in unserem Körper »einzunisten«, liegt meist an einer akuten oder chronischen Schwächung unseres Immunsystems. Vorübergehend geschwächte Widerstandskräfte haben vielfältige Ursachen. Streß, allgemeine Überarbeitung und andere belastende seelische Einflüsse können dabei ebenso entscheidend sein wie Umweltfaktoren (z. B. Schadstoffe in der Luft).

Erkältungen und grippale Infekte beginnen meist wenige Stunden nach der Ansteckung. Die Übertragung der Krankheitserreger geschieht durch Tröpfcheninfektion oder durch Einatmen.

Kälte und Nässe beeinträchtigen das Immunsystem

Kälte und Nässe oder eine zu trockene Luft während der Heizungsperiode, denen wir vor allem in der kühleren Jahreszeit ausgesetzt sind, spielen eine Rolle bei der akuten Abwehrschwäche. Zwar führen sie nicht unmittelbar, sondern lediglich indirekt zu Erkältung und Grippe, da sie nur vorübergehend die lokalen Abwehrkräfte der Nasen- und Hals-Rachen-Schleimhäute schwächen, doch die Folgen sind fatal: Nun können dort ungehindert Erkältungs- und Grippeerreger eindringen, und die Infektion ist kaum mehr aufzuhalten.

Wechselduschen nach Kneipp führt man am besten morgens durch: Zunächst duscht man 3 bis 5 Minuten warm, dann stellt man für 10 bis 15 Sekunden auf kaltes Wasser und anschließend wieder für 3 Minuten auf warmes um; beendet wird die Anwendung mit der kurzen kalten Dusche.

Abhärtung durch Kneipp-Kuren

Stärken Sie Ihr Immunsystem, indem Sie sich abhärten! Halten Sie sich also viel im Freien auf, gehen Sie regelmäßig in die Sauna, und wenden Sie jeden Morgen für ca. fünf Minuten Kneipp-Kuren (z. B. Wechselduschen oder Wassertreten) an.

Die dreifache Wirkung von Teebaumöl nutzen

Wenn Sie – trotz aller Vorsichtsmaßnahmen – von Halsschmerzen, Husten, Schnupfen und Heiserkeit heimgesucht werden, dann kann Ihnen Teebaumöl dabei helfen, die unangenehmen Symptome einer Erkältungskrankheit zu lindern und den Krankheitsverlauf insgesamt abzukürzen. Seine antiseptische Eigenschaft und die Fähigkeit, Sekrete gründlich und wirkungsvoll aufzulösen, machen das Teebaumöl zu einem bewährten Heilmittel gegen Erkältungen und grippale Infekte.

Auch Folgeerkrankungen eines grippalen Infekts, wie beispielsweise Bronchitis, Nebenhöhlen- und Ohrenentzündungen, können durch eine rechtzeitige Behandlung mit Teebaumöl verhindert oder zumindest erheblich abgeschwächt werden. Hinzu kommt, daß das Teebaumöl immer auch das Immunsystem stärkt, wodurch Erkältungskrankheiten sogar von vornherein vermieden werden können.

Vorbeugend, lindernd und heilend – dank dieser dreifachen Wirkung von Teebaumöl verlieren die lästigen Infektionen schnell ihren Schrecken.

Bei naßkaltem Wetter sind Kinder besonders gefährdet, sich eine Erkältung einzufangen. Beugen Sie vor, indem Sie im Kinderzimmer einige Tropfen reines Teebaumöl in einer Duftlampe oder in einem Schälchen mit kochendheißem Wasser verdunsten lassen.

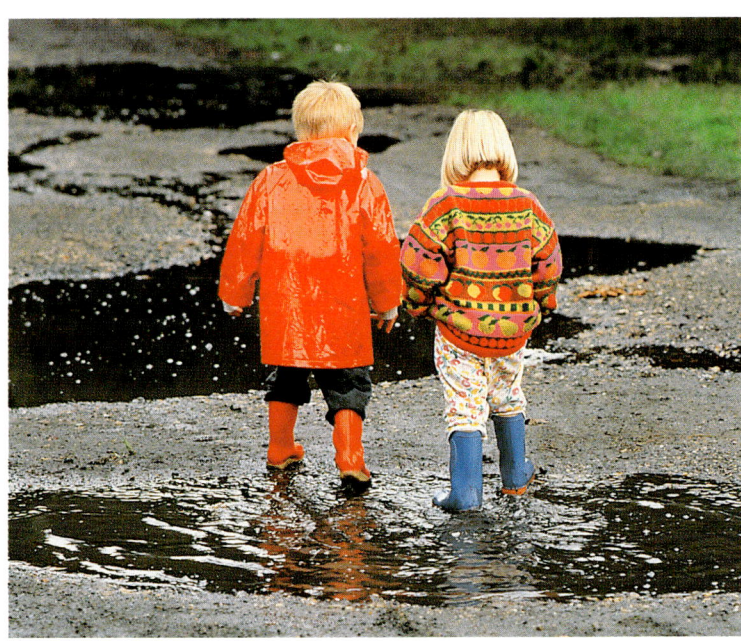

Vollbäder bei Erkältungen

Wenn Sie sich im akuten Stadium einer Erkältungskrankheit befinden, sind tägliche heiße Bäder hilfreich. Abgesehen von der wohltuenden entspannenden Wirkung, wodurch z. B. Gliederschmerzen gelindert werden, wirken heiße Vollbäder mit Teebaumöl wie Inhalationen.

Anwendung: Geben Sie 8 bis 10 Tropfen reines Teebaumöl ins heiße Badewasser, und baden Sie mindestens 10 Minuten lang. Es empfiehlt sich, anschließend sofort ins Bett zu gehen. Falls Sie erhöhte Temperatur (kein Fieber!) haben, sollte das Bad nur lauwarm sein.

Dampfbäder beruhigen angegriffene Schleimhäute

Dampfbäder mit Teebaumöl lindern Erkältungskrankheiten. Einerseits beruhigen die Dämpfe die angegriffenen Schleimhäute, andererseits lösen sie den Schleim, so daß Symptome wie Hustenreiz und eine verstopfte Nase abgeschwächt werden.

Anwendung: Geben Sie 5 Tropfen reines Teebaumöl in eine Schüssel oder ein Inhalationsgerät mit heißem Wasser. Umhüllen Sie Kopf und Schüssel mit einem Handtuch, so daß kein Dampf nach außen entweichen kann. Nun inhalieren Sie 10 Minuten lang den heilsamen Dampf bei geschlossenen Augen. Diese Anwendung sollte täglich 1- bis 2mal durchgeführt werden.

Einreibungen – Balsam für die Atemwege

Einreibungen mit teebaumölhaltigen Ölen haben sich besonders bei Erkrankungen der unteren Atemwege bewährt. Aber auch Nase, Hals und Rachen kommen diese äußerlichen Anwendungen zugute.

Anwendung: Stellen Sie eine Mischung aus 3 Tropfen Teebaumöl auf 1 TL Oliven-, Mandel- oder Avocadoöl her, und reiben Sie Brust, Rücken und Hals 2- bis 3mal täglich ein.

Vorsicht bei Fieber!
Wenn das Fieberthermometer mehr als 38,5 °C anzeigt, spricht man nicht mehr von erhöhter Körpertemperatur, sondern von Fieber. Meistens ist Fieber als Folgeerscheinung von Erkältungskrankheiten ein Hinweis darauf, daß es sich hier um den schwereren Krankheitsverlauf der Grippe bzw. Influenza handelt, der einen Arztbesuch notwendig macht!

Bei Halsschmerzen empfiehlt es sich, 5 bis 10 Tropfen reines Teebaumöl in ein Glas warmes Wasser zu geben, alles gut zu verrühren und 2- bis 3mal täglich damit zu gurgeln. Normalerweise stellt sich schon nach einigen Anwendungen eine deutliche Besserung ein.

Hilfe bei verstopfter Nase

Die Nase verstopft, wenn die Schleimhäute durch eine Virusinfektion geschädigt wurden. Die katarrhalische Entzündung der Schleimhäute mit vermehrter Absonderung von Schleim ist ein Zeichen dafür, daß das Immunsystem den Kampf gegen die Erreger aufgenommen hat. So lästig die Symptome sind – man sollte sie dennoch nicht einfach durch Arzneimittel beseitigen. Sonst werden möglicherweise die Abwehrkräfte eingeschränkt, was zu Komplikationen führen kann. Statt dessen sind sanfte Behandlungen mit natürlichen Essenzen sinnvoll, die die Beschwerden mildern, aber nicht massiv unterdrücken. Hierbei hat sich das Teebaumöl besonders bewährt. Damit sich die Entzündung der Schleimhäute nicht auf andere Organe wie Nebenhöhlen, Ohren und Hals ausbreitet, sollte sofort nach den ersten Erkältungsanzeichen mit Teebaumölanwendungen begonnen werden.

Neben Dampfbädern bzw. Inhalationen (siehe Seite 61) und Aromatherapien sind auch Kompressen mit reinem Teebaumöl hilfreich. Nachts können Sie direkt auf Ihr Kopfkissen einige Tropfen reines Teebaumöl geben oder ein Taschentuch, das mit Teebaumöl beträufelt wurde, unter das Kopfkissen legen. Beide Maßnahmen erleichtern das Atmen.

Kompressen: Geben Sie einige Tropfen reines Teebaumöl auf ein heißes feuchtes Taschentuch oder einen Waschlappen, und legen Sie diese Kompresse 5 Minuten lang auf die Nase. Wiederholen Sie diese Anwendung mehrmals täglich, bis die Beschwerden abgeklungen sind.

Nasenspülungen mit Naturheilmitteln

Auch wenn regelmäßiges Gurgeln mit Teebaumöl empfehlenswert ist, so sind Direktanwendungen wie Nasenspülungen mit reinem Teebaumöl für die empfindlichen Schleimhäute nicht geeignet. Dagegen haben sich Nasenspülungen mit Kräutertee oder einer Lösung aus Emser Salz bewährt; man gießt sie einfach mit dem Teelöffel direkt in die Nase.

Schutz vor Folgeerkrankungen

Wenn sich die Nasennebenhöhlen entzünden

Entzündungen der Nasennebenhöhlen gehören zu den häufigsten Komplikationen bei Erkältungskrankheiten. Der Verdacht auf eine eitrige Entzündung der Nasennebenhöhlen besteht, wenn der Schnupfen länger als zehn Tage anhält, die Nase immer stärker verstopft ist und vermehrt grünliches Sekret (symptomatisch für eine Eiterung) ausgeschneuzt wird. Treten zusätzlich Schmerzen im Gesicht auf, die bei Stirnhöhlenvereiterung im Stirnbereich, bei Kieferhöhlenvereiterung unterhalb der Augen und in den Wangenknochen entstehen, ist ziemlich sicher, daß sich die gefürchteten Folgeerkrankungen eingestellt haben.

Eiterungen der Nasennebenhöhlen müssen immer von einem Arzt behandelt werden. Manchmal ist sogar ein chirurgischer Eingriff notwendig. Es können lebensbedrohliche Komplikationen entstehen, etwa Störungen der Hirndurchblutung.

Normalerweise geht der Schnupfen bzw. die katarrhalische Schwellung der Nasenschleimhäute nach etwa sieben bis zehn Tagen vollständig zurück. Länger andauernde Symptome deuten meist auf eine Nebenhöhlenentzündung hin.

Teebaumöl als Begleittherapie

Je nachdem, wie stark die Symptome einer Entzündung im Bereich der Nebenhöhlen sind, sind zusätzliche Anwendungen von Teebaumöl zu ärztlichen Therapieanweisungen angezeigt. Befindet sich eine Nebenhöhlenentzündung (Sinusitis) erst im Anfangsstadium, können Selbstbehandlungen mit Teebaumöl ebenfalls hilfreich sein und möglicherweise sogar Schlimmeres verhüten. Grundsätzlich gilt jedoch: Wenn sich die Symptome nicht innerhalb von ein paar Tagen erheblich bessern, ist ein Arztbesuch unausweichlich. Als Behandlungsformen haben sich Voll- und Dampfbäder, Aromatherapien und direkte Anwendungen von Teebaumöl bewährt. Dabei sind die Dosierungen und Anwendungsweisen die gleichen wie bei Infektionen der Nasen- und Rachenschleimhäute (siehe Seite 61f.). Vor allem Dampfbäder, die regelmäßig und mindestens ein- bis zweimal am Tag vorgenommen werden sollten, tragen zu Druck- und Schmerzlinderung bei und fördern den Heilungsprozeß.

Teilweise entstehen bei Entzündungen der Nasennebenhöhlen, der Stirn- oder Kieferhöhlen auch äußerlich sichtbare Schwellungen und rote Flecken. Die genaue Diagnose kann jedoch nur ein Arzt stellen.

Wenn der Schnupfen ins Ohr zieht

Ohrtrompeten- und Mittelohrentzündungen können ebenfalls im Anschluß an Erkältungen auftreten. Als Ohrtrompeten (Tuben, Eustachio-Röhre) bezeichnet man die Verbindungen zwischen dem Nasen-Rachen-Raum und dem Mittelohr, die für den Druckausgleich mit der Umgebung zuständig sind. Diese Tuben schwellen beim Schnupfen oft an, was zu einer Störung der Belüftung und des Druckausgleichs führen kann. Das zeigt sich durch ein dumpfes Druckgefühl und durch Hörstörungen. Gleichzeitig können über die Ohrtrompeten Krankheitserreger ins Mittelohr gelangen, die sich dort wegen der mangelnden Belüftung vermehren und eine akute Mittelohrentzündung auslösen können. Es kommt zu Hörstörungen und zu heftigsten Schmerzen, die erst nachlassen, wenn der Eiter das Trommelfell durchbrochen hat.

Normalerweise dauert der Eiterabfluß zwischen 12 und 14 Tagen. Wenn keine Komplikationen aufgetreten sind, heilt die Trommelfellperforation nach und nach wieder zu, ohne daß bleibende Schädigungen am Gehörorgan zu befürchten sind.

Es kann jedoch auch zu Entzündungen im äußeren Gehörgang oder im Warzenfortsatz kommen. Die gefürchtetste Komplikation ist ein Durchbruch der Entzündung ins Gehirn.

Mit Teebaumöl Ohrenentzündungen lindern

Am besten, Sie klären mit Ihrem Arzt ab, ob sich bei einer Ohrtrompeten- oder Mittelohrentzündung eine Behandlung mit Teebaumöl empfiehlt. Eigentlich dürfte er nichts dagegen haben. Die Frage wird wohl sein, ob und welche zusätzlichen Medikamente (z. B. Antibiotika) eventuell verordnet werden müssen.

Anwendung: Erwärmen Sie etwas Oliven-, Mandel- oder Avocadoöl zusammen mit 3 bis 4 Tropfen reinem Teebaumöl im Wasserbad (das Wasser sollte nicht kochen!). Mit einer Pipette träufeln Sie mehrmals täglich etwas körperwarmes Öl in das schmerzende Ohr und verschließen es dann am besten mit einem Wattebausch, damit keine Zugluft ans Ohr kommt.

Husten und Heiserkeit – wenn es die Bronchien erwischt hat

Manchmal gesellt sich zu einer einfachen katarrhalischen Entzündung der Bronchialschleimhäute, wie sie für Erkältungskrankheiten typisch ist, auch ein bakterieller Infekt. Das ist dann der Fall, wenn die Schleimhaut nicht mehr widerstandsfähig genug ist. Der Husten wird heftiger, und neben dem Schmerz hinter dem Brustbein treten zusätzlich schmerzhafte Stiche seitlich am Brustkorb auf. Außerdem wird die Atmung infolge der Verschleimung und Schwellung der Bronchialschleimhäute stark behindert. Zu Komplikationen kann eine Bronchitis führen, wenn sie nicht rechtzeitig behandelt wird oder wenn die Erreger gegen Antibiotika resistent werden. Vor allem die gefürchtete Lungenentzündung kann eine Folgeerkrankung von Bronchitis sein.

Teebaumöl bei Bronchitis

Kurz nachdem sich die ersten Erkältungssymptome bemerkbar gemacht haben, empfiehlt sich bereits eine Behandlung mit Teebaumöl. So kann man ganz gezielt einer ernsthaften Erkrankung der Atemwege vorbeugen. Inhalationen bzw. Dampfbäder sind besonders hilfreich, um eine Bronchitis zu vermeiden.

Anwendung: Geben Sie 5 Tropfen reines Teebaumöl in eine Schüssel oder ein Inhalationsgerät mit kochendheißem Wasser. Inhalieren Sie 10 Minuten lang den Dampf. Diese Anwendung sollte täglich 1- bis 2mal durchgeführt werden.

Auch Einreibungen sind hilfreich. Besonders wirksam bei Husten ist eine Mixtur aus Teebaumöl, Majoranöl und einem Pflanzenöl.

Anwendung: 5 Tropfen reines Teebaumöl und 5 Tropfen Majoranöl werden mit 1 TL Oliven-, Mandel- oder Avocadoöl vermischt und 2- bis 3mal täglich auf Brust und Rücken verteilt.

Vor allem Raucher neigen zu Bronchitis, weil ihre Schleimhäute chronisch geschwächt sind. Wenn die Bronchien eines Rauchers dann auch noch durch eine Erkältung in Mitleidenschaft gezogen werden, sind einer akuten eitrigen Bronchitis Tür und Tor geöffnet.

Vorsicht, Lungenentzündung!
Bei rötlichem Auswurf, Atemnot, Herzjagen und/oder Fieber besteht der Verdacht auf eine Lungenentzündung. Bei diesen Symptomen sollten Sie sofort zum Arzt gehen!

Mit Teebaumöl das Fieber senken

Fieber als körpereigene Abwehrmaßnahme

Normalerweise liegt die Körpertemperatur nicht höher als 37,4 °C. Tagsüber schwankt sie. Der niedrigste Wert wird morgens, der höchste am späten Nachmittag gemessen. Bei Erkältungen kann die Temperatur bis 38,5 °C steigen, bei Influenza liegt sie meist höher.

So lästig Fieber und mit ihm die typischen Begleiterscheinungen wie Schüttelfrost, Zähneklappern, Gänsehaut oder das Zittern am ganzen Körper auch zu sein scheinen – letztlich handelt es sich bei Fieber um eine völlig normale Abwehrreaktion des Körpers, die anzeigt, daß der Organismus den Kampf gegen die Krankheitserreger aufgenommen hat. Die erhöhte Körpertemperatur macht Bakterien und Viren empfindlicher gegen die körpereigenen Abwehrstoffe oder schädigt sie sogar direkt. Von daher ist es eigentlich falsch, das Symptom Fieber sofort mit Medikamenten zu unterdrücken. Lediglich dann, wenn auch nach einigen Tagen das Fieber (ab 38,5 °C spricht man von Fieber) nicht sinkt oder die Temperatur 39,5 °C übersteigt, müssen umgehend Maßnahmen zur Bekämpfung des Fiebers eingeleitet werden. Fieber, das über 40,5 °C steigt, kann lebensgefährliche Folgen haben. In diesem Fall muß der Notarzt gerufen werden!

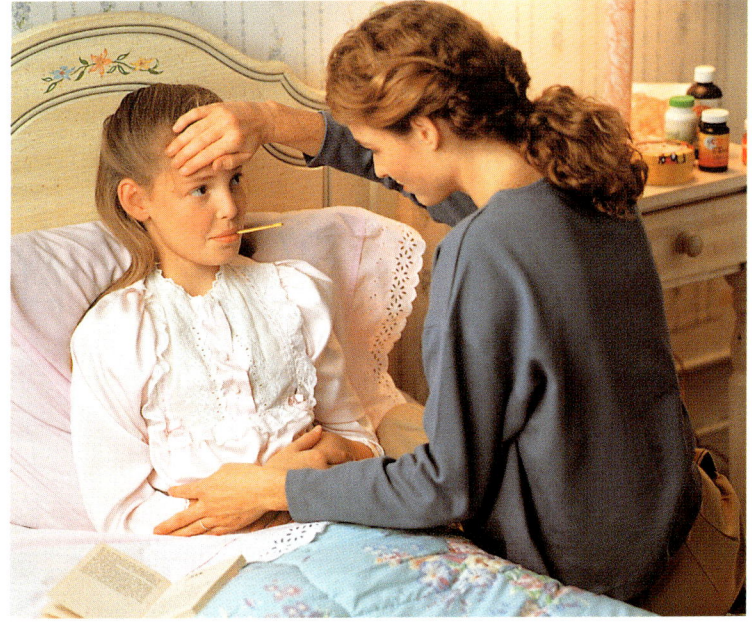

Mit Teebaumöl können Sie den Abwehrkampf des Körpers gegen Krankheitserreger wirkungsvoll unterstützen. Zum einen führt Teebaumöl zu verstärktem Schwitzen, ein Prozeß, durch den Fieber meistens von selbst gesenkt wird. Zum anderen wirkt es gegen Viren und Bakterien und fördert damit den Heilungsprozeß.

Fiebrige Erkältung – Behandlung mit Teebaumöl

Es gibt verschiedene Anwendungsmöglichkeiten von Teebaumöl, um eine fiebrige Erkältung zu therapieren. Welche Behandlungsform besonders geeignet ist, hängt davon ab, in welchem Stadium der Erkältung man sich gerade befindet.

Fußbad: Gleich zu Beginn des Fiebers ist ein Fußbad empfehlenswert. Um Kreislaufprobleme zu vermeiden, sollte das Wasser zunächst Körpertemperatur haben. Die Wassertemperatur wird dann in den folgenden 10 Minuten durch Zugabe von heißem Wasser nach und nach erhöht. Bereits vor dem Zuführen des heißen Wassers geben Sie einige Tropfen Teebaumöl bei. Nach dem Fußbad sollten die Füße sichtbar gerötet sein. Anschließend sollten Sie die Füße gut abtrocknen und sofort zu Bett gehen.

Vollbad: Auch ein lauwarmes (nicht heißes!) Vollbad kann bei Fieber hilfreich sein. Dem Wasser geben Sie 8 bis 10 Tropfen reines Teebaumöl bei. Allerdings sollte das Bad nicht länger als 5 Minuten dauern.

Waschung: Statt eines Vollbades können Sie auch nur Waschungen vornehmen. Besonders bei Patienten, die zu Kreislaufproblemen neigen oder sich durch das Fieber schon zu geschwächt fühlen, ist diese Behandlungsform dem Vollbad vorzuziehen. Dafür sollte der ganze Körper mit einem Waschlappen abgewaschen werden, der vorher in lauwarmes Wasser, das einige Tropfen Teebaumöl enthält, getaucht wurde. Wichtig ist, daß keine Zugluft entsteht und der Patient nicht friert. Deshalb ist es ratsam, ihn immer nur teilweise zu entkleiden. Nach der Waschung sollte der Patient sofort ins Bett gehen und sich gut zudecken.

Aromatherapie: In einer Duftlampe, im Luftbefeuchter der Heizung oder in einem Schälchen mit dampfend heißem Wasser verdampfen Sie im Krankenzimmer einige Tropfen reines Teebaumöl. Das Einatmen des Teebaumölduftes fördert den Heilungsprozeß beim Kranken und verringert die Ansteckungsgefahr für die übrigen Familienmitglieder.

Wadenwickel bieten sich vor allem bei kleinen Kindern als Mittel zur Fiebersenkung an. Nehmen Sie zwei Handtücher, und tauchen Sie sie in kühles Wasser. Legen Sie sie ausgewrungen straff um je einen Unterschenkel (der Wickel darf nicht über das Knie reichen!), und umwickeln Sie sie mit je einem trockenen Handtuch. Sie können das Ganze gut fixieren, indem Sie ein Paar große Socken darüber ziehen.

Sie sollten viel trinken, wenn Sie Fieber haben – mindestens drei Liter Mineralwasser oder Tees. Bei Fieber ist der Wasserbedarf des Körpers deutlich erhöht.

Die Stärkung der Abwehrkräfte durch Teebaumöl

Die doppelte Funktion des Immunsystems

Das Immunsystem ist wohl die wichtigste Schutzeinrichtung, die die Natur für uns vorgesehen hat: Mit dem Immunsystem werden wir zum einen in die Lage versetzt, alle Gesundheitsrisiken erfolgreich abzuwehren, so daß es im Idealfall gar nicht erst zu einer akuten Erkrankung kommt. Zum anderen werden bereits bestehende Krankheiten von den körpereigenen Abwehrkräften sofort bekämpft, und der Heilungsprozeß wird eingeleitet.

Voraussetzungen für intakte Abwehrkräfte

Im Zeitalter des Rauchens und des lässigen Umgangs mit Alkohol, der hohen Luftverschmutzung und der chemischen Behandlung von Lebensmitteln wird es immer wichtiger, unser Immunsystem konsequent zu stärken, und zwar am besten, noch bevor unser Organismus von Krankheitserregern heimgesucht wird. Der erste Schritt zur langfristigen Stabilisierung der körpereigenen Abwehrkräfte ist die richtige Ernährung. Nur wer darauf achtet, daß er mit einem abwechslungsreichen Speiseplan seinem Körper die notwendigen Vitamine und Nährstoffe zuführt, kann sicher sein, daß sein Immunsystem gegen Attacken von Krankheitserregern gut gerüstet ist: Die komplizierten Stoffwechselvorgänge benötigen für einen reibungslosen Ablauf genügend Vitalstoffe.

Erst durch das Zusammenwirken verschiedener Organe, Gewebe und Körperfunktionen sind die körpereigenen Abwehrkräfte in der Lage, den Körper nachhaltig vor den Angriffen von Krankheitserregern zu schützen. Man weiß inzwischen, daß auch das psychische Wohlbefinden entscheidend zur Stabilität des Immunsystems beiträgt.

Rohkostkur zur Abwehrsteigerung

Wer seine Abwehrkräfte steigern möchte, kann eine Rohkostkur von drei bis sieben Tagen durchführen. Dafür eignen sich feste Rohkost und Rohkostsäfte. Während der Kur sollte man täglich mindestens zwei bis drei Liter Flüssigkeit trinken.

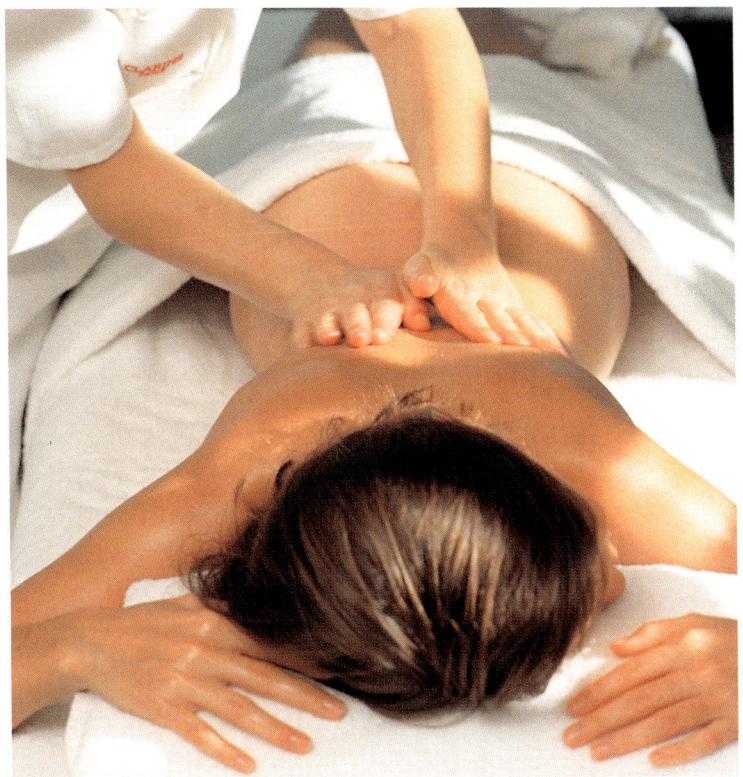

Sich massieren zu lassen ist natürlich sehr angenehm – doch Sie können auch selbst zur Tat schreiten. Selbstmassagen mit teebaumölhaltigen Massageölen stärken die Abwehrkräfte.

Mit Teebaumöl Erkrankungen vorbeugen

Zur Stärkung der körpereigenen Abwehrkräfte hat sich Teebaumöl besonders bewährt. Voraussetzung ist, daß Sie die einzelnen Anwendungen regelmäßig durchführen.

● Geben Sie 8 bis 10 Tropfen reines Teebaumöl ins warme Badewasser.

● Massieren Sie 1- bis 2mal wöchentlich Ihren ganzen Körper mit einem Massageöl auf der Basis von Oliven-, Mandel- oder Avocadoöl, dem Sie reines Teebaumöl beigegeben haben. Das Mischungsverhältnis sollte 20 bis 40 Tropfen Teebaumöl auf etwa 100 ml Pflanzenöl betragen.

● Lassen Sie Teebaumöl in Ihren Wohn-, Schlaf- und Arbeitsräumen verdunsten. Dafür benutzen Sie eine Duftlampe oder ein Schälchen mit heißem Wasser, denen Sie einige Tropfen Teebaumöl beigefügt haben.

Nicht immer reagiert das Immunsystem angemessen. So verursachen die eigentlich auf unseren Schutz ausgerichteten Abwehrmechanismen manchmal selbst Krankheiten. Zu den häufigsten Fehlfunktionen gehören allergische Reaktionen.

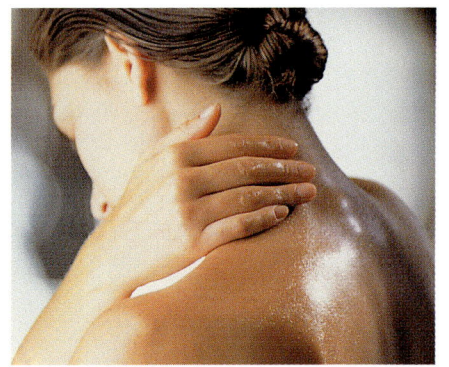

Teebaumöl für eine gesunde Haut

Teebaumöl fördert die Heilung aller entzündlichen Prozesse der Haut.

Nicht zuletzt dank seines hohen Terpinen-4-ol-Anteils hat sich Teebaumöl bei Hauterkrankungen und -verletzungen aller Art besonders bewährt. Terpinen-4-ol wirkt entzündungshemmend und beruhigend. Gerade Hauterkrankungen können besonders langwierig sein – doch wenn Sie Teebaumöl über einen längeren Zeitraum konsequent anwenden, dann stehen die Chancen, nicht nur akute, sondern auch chronische Hautleiden zu heilen, ziemlich gut.

Hilfe im Kampf gegen Pickel, Pusteln und Akne

Kosmetika oder Medikamente bei Hautproblemen?

Ob normale, trockene, empfindliche, fette oder Mischhaut – jede Haut braucht ihre ganz spezielle Pflege. Nicht immer stimmt die Hautbeschaffenheit von Gesicht und Körper überein. In der Regel sind jedoch Probleme der Gesichtshaut wie extreme Trockenheit, Empfindlichkeit oder eine Überproduktion der Talgdrüsen tendenziell auch am übrigen Körper spür- oder sichtbar.

Mit einer breiten Palette an Pflegemitteln, in denen wiederum unzählige Substanzen ihre Wirkungen unter Beweis stellen, versucht die Kosmetikindustrie, den unterschiedlichsten Bedürfnissen ihrer Käufer gerecht zu werden. So sind die einzelnen Reinigungsmittel, Cremes, Lotionen, Masken, Peelings und speziellen Präparate für die Augen-, Nasen- oder Mundpartie inzwischen genau auf die einzelnen Hauttypen abgestimmt. Es hat sich jedoch gezeigt, daß extreme Hautprobleme wie Akne oder allergische Reaktionen nur in den wenigsten Fällen mit kosmetischen Pflegeprodukten wirkungsvoll behandelt werden können. Tatsächlich sind die Grenzen zwischen einer durch Veranlagung oder Umwelteinflüsse stark beanspruchten Haut und einer krankhaften Hautveränderung fließend. Nur der Hautarzt kann feststellen, ob es sich bei akuten oder chronischen Hautproblemen um Erkrankungen handelt, bei denen eine medikamentöse Behandlung angezeigt ist.

Die Haut wird oft als Spiegel unserer Seele bezeichnet. Das ist insofern richtig, als die Haut massiv auf psychische Probleme reagiert.

Inzwischen gibt es zahlreiche Bücher, denen Sie Rezeptanleitungen zu selbstgemachten Kosmetikprodukten für jeden Hauttyp entnehmen können. Alle Stoffe, die Sie für die eigene Herstellung von Kosmetika benötigen, bekommen Sie in der Apotheke.

Kosmetika – selbst gemacht

Heute leben wir bewußter, gesünder – und kostenbewußter. Kein Wunder, daß auch das Interesse an selbstgemachter Kosmetik zugenommen hat. Die Herstellung ist meist kostengünstiger, doch der größte Vorteil besteht wohl darin, daß man genau weiß, welche Inhaltsstoffe das Präparat enthält.

Die einzelnen Hauttypen

Laien fällt es in der Regel schwer, sich ein genaues Urteil über den eigenen Hauttyp zu bilden. Vor allem die Einteilung in fett-trockene oder feucht-trockene bzw. Mischhaut dürfte Probleme bereiten, da die Symptome sich sehr ähnlich sind. Wenn Sie unsicher in der Deutung Ihrer eigenen Hautanalyse sind, lassen Sie diese am besten von einem Dermatologen oder einer staatlich geprüften Kosmetikerin durchführen.

Hauttypbestimmung:
+ Reinigen Sie Ihr Gesicht mit Reinigungslotion, und waschen Sie es dann sorgfältig.
+ Lassen Sie Ihre Haut 10 Minuten völlig unbehandelt.
+ Dann nehmen Sie ein Pergament- oder Löschpapier und drücken es auf Ihr Gesicht.
+ Wenn Fettstellen sichtbar werden, haben Sie eine fette Haut.
+ Zeigen sich diese Fettrückstände nur an Stirn, Nase und Kinn, handelt es sich um eine Mischhaut.
+ Wenn keinerlei Abdrücke zu sehen sind, gehören Sie zum normalen Hauttyp.
+ Spannt und juckt die Haut oder sieht sie pergamentartig aus, dann ist Ihre Haut trocken.

Normale Haut: Die Haut sieht frisch aus, spannt nicht und ist eher kleinporig. Die Nase kann möglicherweise von einigen Mitessern betroffen sein.

Fett-trockene Haut: Manchmal sieht die Haut pergamentartig oder fahl aus. Starke Spannungsgefühle und Juckreiz verursachen großes Unbehagen, wenn das Gesicht nicht ausreichend eingecremt ist. Außerdem kann sich die Haut an Wangen, Stirn, Nase oder um den Mund herum schuppen. Wenige oder gar keine Mitesser sind zu sehen.

Feucht-trockene Haut: Die Wangenhaut kann gräulich oder fahl aussehen, wohingegen Stirn, Nase und Kinn glänzen. Leichtes Spannungsgefühl im ganzen Gesicht sowie vermehrte Mitesser auf Nase, Kinn und Stirn sind typische Kennzeichen dieses Hauttyps.

Mischhaut: Eher glänzend wirkt die gesamte Gesichtshaut. Starke Mitesserbildung auf Stirn, Nase und Kinn ist sichtbar. Auf der Wangenpartie spannt die Haut, sie fühlt sich trocken an und kann zu Hautunreinheiten und Pickeln neigen.

Fette oder unreine Haut: Die Gesichtshaut glänzt und sieht ölig aus. Die Haut fühlt sich rutschig an und hinterläßt fettige Rückstände an den Fingern. Auffällig sind die starke Mitesserbildung, die über das ganze Gesicht verteilt ist, eine extreme Neigung zu Pickeln und Pusteln sowie ein großporiges Hautbild.

Empfindliche Haut: Oft sieht die Haut gerötet, fleckig und schuppig aus. Ein starkes Spannungsgefühl wird von roten Flecken, ziemlich trockenen Hautpartien und verstärkter Schuppenbildung begleitet.

Akne – die Folge von hormonellen Veränderungen

Etwa 4,5 Millionen Menschen leiden in Deutschland unter Akne. Die Patienten sind vorwiegend Jugendliche im Alter von 12 bis 20 Jahren. Die Wissenschaftler gehen inzwischen davon aus, daß für die Entstehung von Akne – neben erblichen Faktoren – die vermehrte Bildung des Hormons Testosteron während der Pubertät eine wichtige Rolle spielt. Dadurch werden die Talgdrüsen angeregt, vermehrt Talg abzusondern. Gleichzeitig behindert eine gesteigerte Hornproduktion am Ausgang der Drüsen den Abfluß des Talgs. Dadurch entsteht im sogenannten Talgbeutel ein immer stärkerer Druck, bis der Talg schließlich nach außen dringt. Dabei kann sich das Talg-Horn-Gemisch entzünden. Die Folge: Es bilden sich (eitrige) Pickel.

Auch Medikamente (z. B. Kortison, Jod, Brom oder Antiepileptika) können Akne verursachen. Für eine medikamentös bedingte Akne sind der plötzliche Beginn und der Befall von ungewohnten Körperstellen typisch.

Akne kann Narben hinterlassen

Schlimm genug, daß man sich durch die Pickel selbst fast schon »entstellt« vorkommt. Hinzu kommt, daß Akne leider unangenehme Folgeerscheinungen haben kann. Früher oder später verheilt zwar jeder Pickel, doch bei unsachgemäßer Behandlung können Narben entstehen, die auch nach Jahren noch zu sehen sind. Wenn man sich Pickel bzw. die Krusten aufkratzt, kann das Gewebe ebenfalls so schwer verletzt werden, daß es zu einer Narbenbildung kommt.

Selbsthilfe bei Akne

Eine intensive Reinigung und Pflege der Haut mit desinfizierenden Substanzen sind entscheidend für die nachhaltige Bekämpfung von Akne. Grundsätzlich ist davon abzuraten, Pickel selbst auszudrücken. In Einzelfällen kann man jedoch heiße Kompressen auf die betroffene Stelle auflegen und diese zunächst einige Zeit wirken lassen. Anschließend drückt man den Pickel vorsichtig mit einem Komedonenquetscher aus. Am besten ist es jedoch, sich die Pickel von einer geschulten Kosmetikerin entfernen zu lassen. Auch Sonnenbestrahlung – in Maßen – kann hilfreich sein. Make-up sollte dagegen möglichst vermieden werden.

Vorsicht bei Pickeln!

Durch unsachgemäßes Herumdrücken an Pickeln werden entzündungsaktive Fettsäuren, die im Talg enthalten sind, in die umgebende Haut gedrückt. Die Folgen: Der Pickel entzündet sich noch mehr, und es entstehen neue Pickel. Außerdem können Narben entstehen.

Akne mit Teebaumöl behandeln

Bei Akne sowie bei allen anderen Pickeln und Pusteln, die immer wiederkehren, aber auch bei Hautunreinheiten (Pickel, die unter der Hautoberfläche »schlummern«, oder Mitesser) kommt Teebaumöl in konzentrierter Form, als Dampfbad oder als Bestandteil einer Creme oder Salbe zur Anwendung. Der Vorteil von Teebaumöl gegenüber vielen chemisch hergestellten Präparaten ist, daß es die Entzündung hemmt und den Heilungsprozeß begünstigt, ohne Nebenwirkungen zu haben. Teebaumöl ist absolut hautschonend: Es trocknet die Haut nicht aus und hinterläßt auch keine Narben.

Grundsätzlich gilt allerdings: Großflächige Beeinträchtigungen oder starke Entzündungen der Haut müssen immer von einem Hautarzt begutachtet und behandelt werden. Doch können Sie die medizinische Behandlung mit Teebaumöl unterstützen.

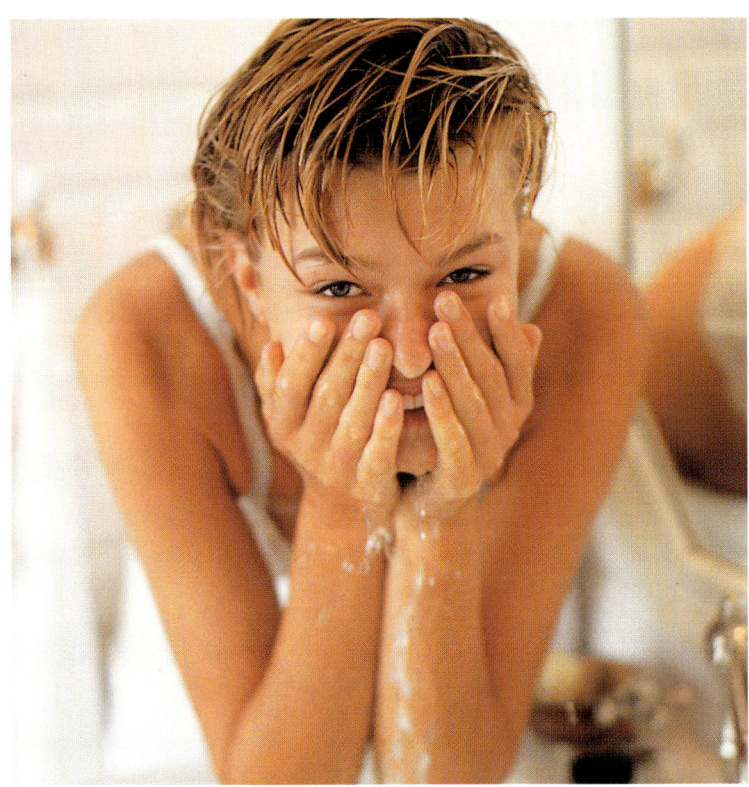

Eine gründliche Reinigung ist bei allen Hautproblemen wichtig. Reinigungslotionen mit Teebaumöl desinfizieren zusätzlich.

So kommt Teebaumöl zur Anwendung

Reinigung: Geben Sie 3 bis 4 Tropfen reines Teebaumöl in warmes Wasser, und waschen Sie Ihr Gesicht damit. Sie können auch Ihrer Reinigungslotion Teebaumöl beigeben. Inzwischen gibt es auch hierzulande Teebaumölseife, die in Apotheken und Reformhäusern erhältlich ist.

Gesichtswasser: Vermischen Sie 100 ml destilliertes Wasser mit 25 Tropfen Teebaumöl. Füllen Sie die Flüssigkeit in eine dunkle Flasche, und schütteln Sie diese vor Gebrauch. Geben Sie nach der Reinigung ein paar Tropfen davon auf einen Wattebausch, und reiben Sie damit das Gesicht und andere betroffene Stellen morgens und abends sanft ab.

Creme: Geben Sie einige Tropfen reines Teebaumöl in Ihre Gesichtscreme: 4 Tropfen Teebaumöl auf 1 TL Creme.

Salbe: Tragen Sie zusätzlich morgens und abends eine teebaumölhaltige Salbe auf die betroffenen Stellen auf.

Dampfbad: Nehmen Sie 3- bis 4mal wöchentlich ein Gesichtsdampfbad, dem Sie 3 bis 4 Tropfen Teebaumöl zusetzen. Legen Sie dafür ein großes Handtuch über Ihren Kopf und die Schüssel mit dem dampfend heißen Wasser, und führen Sie das Dampfbad mindestens 10 Minuten durch. Wenn Ihre Pobacken von Akne betroffen sind, empfiehlt sich ein Sitzbad, für das Sie 6 bis 8 Tropfen reines Teebaumöl ins warme Wasser geben.

Bürstenmassagen: Bewährt hat sich die tägliche Bürstenmassage, die u. a. die Durchblutung anregt. Träufeln Sie ein paar Tropfen reines Teebaumöl auf die Borsten, und massieren Sie dann sanft betroffene Hautstellen etwa 5 Minuten lang. Dann reinigen Sie die Bürste gründlich. Wenn die Pickel entzündet oder vereitert sind, sollte man von der Bürstenmassage Abstand nehmen.

▶ **Tip**: Geben Sie einige Tropfen reines Teebaumöl auf einen Wattebausch. Betupfen Sie 3- bis 4mal täglich die Pickel.

Was Sie sonst noch bei Akne tun können:

✦ Reinigen Sie das Gesicht regelmäßig und gründlich. Nur wer auf absolute Hygiene bedacht ist, kann verhindern, daß sich die Akne noch weiter ausbreitet. Benutzte Handtücher und Waschlappen sollte man täglich wechseln.

✦ Verwenden Sie zum Waschen nur milde, pH-neutrale Reinigungsmittel oder Seifen.

✦ Viele Ärzte meinen, daß auch eine ungesunde Ernährung Akne begünstigen kann. Dabei haben sie insbesondere Schokolade und andere Süßigkeiten, aber auch Fleisch und Eier als verstärkende Faktoren im Verdacht.

Keine Chance für Abszesse und Furunkel

Abszesse – Symptome eines geschwächten Immunsystems

Abszesse können in jedem Organ und in den weichen Geweben unter der Haut entstehen. Häufig treten Abszesse an der Brust, in den Achselhöhlen, der Leistengegend oder am Zahnfleisch auf.

Abszesse werden in der Regel durch Bakterien (z. B. Staphylokokken) hervorgerufen. Doch können auch Pilzerreger die Ursache sein. Abszesse treten häufig auf, wenn der Körper bereits durch Krankheit geschwächt ist. Darüber hinaus lösen möglicherweise hormonelle Umstellungen, wie beispielsweise während der Pubertät, Schwangerschaft oder den Wechseljahren, eine plötzliche Neigung zu Abszessen aus. Diese vergeht meistens, wenn sich der Hormonhaushalt wieder normalisiert hat.

Für einen Laien ähneln die Vorboten von Abszessen auf der Haut zunächst einem Pickel: Meistens entsteht ein etwa streichholzkopfgroßer Fleck, der innerhalb eines Tages anzuschwellen beginnt. Knapp unter der Haut kommt es zu einer Entzündung, die zunächst durch Rötungen und später durch eine kleine Eiterpustel in der Mitte des Flecks sichtbar wird. Bei kleineren Abszessen bricht die Eiterpustel nach einigen Tagen auf, wohingegen es bei größeren auch dazu kommen kann, daß sich der Eiter tief im Gewebe ausbreitet. Die begleitenden Symptome können starke Schmerzen, ein unangenehmes Druckgefühl oder Berührungsempfindlichkeit und erhöhte Körpertemperatur sein.

Gehen Sie den Ursachen auf den Grund

Wenn Sie unter einem Abszeß, Furunkel oder Karbunkel leiden, gönnen Sie sich ausreichend Ruhe. Auf diese Weise geben Sie den natürlichen Abwehrkräften Ihres Körpers die Chance, mit dem Entzündungsherd selbst fertig zu werden.

Alle plötzlich auftretenden entzündlichen Prozesse der Haut sollte man nicht auf die leichte Schulter nehmen. Manchmal können sie Hinweise auf bis dahin nicht erkannte krankhafte Störungen sein. Wenn Sie oft unter Abszessen, Furunkeln oder Karbunkeln leiden, sollten Sie sich von Ihrem Arzt gründlich untersuchen lassen, um möglichen Erkrankungen auf die Spur zu kommen.

Ein Abszeß in einem Organ kann durch bildgebende Verfahren wie Ultraschall, Kernspintomografie oder Computertomografie erkannt werden.

Wenn der Haarbalg entzündet ist

Von Furunkeln spricht man, wenn sich der Haarbalg entzündet hat. Breitet sich der Eiter großflächiger aus, dann spricht man von einem Karbunkel.

Furunkel entstehen nur an Haarfollikeln, und zwar häufig dort, wo man stark schwitzt oder die Haut durch Reibung stark beansprucht wird, so beispielsweise an Genick, Gesäß, Achselhöhlen und den Oberschenkelinnenflächen. Bei manchen Menschen treten Furunkel oder Karbunkel über einen längeren Zeitraum immer wieder auf. Die Ursachen dafür sind noch nicht genau geklärt, doch spielt zweifellos die Stabilität des Immunsystems eine große Rolle. Wenn die Widerstandskräfte herabgesetzt sind, kann es nicht nur zu einer vermehrten Bildung von Furunkeln oder Karbunkeln kommen, sondern auch der Heilungsprozeß verzögert sich möglicherweise um einige Wochen. Normalerweise brauchen Furunkel etwa 10 bis 14 Tage, um zu reifen. Dann gehen sie auf, und der Eiter kann abfließen.

Wann Sie mit einem Furunkel zum Arzt gehen sollten:
✦ Wenn der Furunkel nicht innerhalb von zwei Wochen durch Selbsthilfe heilt
✦ Wenn Furunkel immer wieder auftreten
✦ Wenn Sie Fieber bekommen
✦ Wenn der Furunkel im Gesicht auftritt

Offene Furunkel sind stark infektiös

Wenn der Furunkel aufgebrochen ist, müssen Sie einige Vorsichtsmaßnahmen beachten, um nicht andere Stellen Ihres Körpers oder Ihre Familienmitglieder zu infizieren.

● Alle betroffenen Kleidungsstücke, Bettwäsche, Waschlappen und Handtücher sollten getrennt gewaschen werden.

● Der geplatzte Furunkel muß regelmäßig mit einem Antiseptikum (z. B. reines Teebaumöl) desinfiziert werden.

● In der Badewanne empfiehlt sich Teebaumöl als Badezusatz, damit alle Keime abgetötet werden.

Einen Furunkel am Rand eines Augenlides nennt man Gerstenkorn (Hordeolum). Dabei handelt es sich um eine Infektion der Schweißdrüsen am Lidrand oder an der Lidinnenseite mit eitererregenden Bakterien. Hier helfen heiße Umschläge und Rotlichtbestrahlung.

Die Übertragung von Bakterien vermeiden

Die Bakterien von Furunkeln können über die Hände in die Nahrung gelangen und eventuell Lebensmittelvergiftungen verursachen. Wer an Furunkeln leidet und Speisen zubereitet, sollte sich also gründlich die Hände waschen!

Behandlung mit Teebaumöl bei Abszessen und Furunkeln

Heiße feuchte Umschläge, die alle paar Stunden gewechselt werden, beschleunigen die Reifung von Abszessen und Furunkeln. Wenn allerdings auch nach zwei Wochen Selbstbehandlung keine sichtbare Besserung eintritt, sollten Sie den Arzt aufsuchen. Dieser entscheidet dann, ob er den Abszeß oder Furunkel durch einen kleinen Schnitt öffnet, so daß der Eiter abfließen kann, oder ob es besser ist, noch ein paar Tage zu warten, bis er von selbst aufgeht.

Kompressen – wohltuend bei Abszessen und Furunkeln

● Wringen Sie einen Waschlappen in warmem Wasser aus, und beträufeln Sie ihn mit einigen Tropfen Teebaumöl. Den Waschlappen legen Sie auf den Abszeß oder Furunkel und lassen ihn so lange darauf, bis der Waschlappen sich merklich abzukühlen beginnt. Wiederholen Sie den Vorgang mehrmals am Tag.

● Falls die betroffene Stelle sehr stark schmerzt, benetzen Sie eine Mullbinde mit einigen Tropfen Teebaumöl und umwickeln den Entzündungsherd damit. Die Mullbinde sollten Sie erst nach 12 Stunden entfernen und notfalls nochmals eine neue Mullbinde auflegen.

● Auch warme Packungen haben sich bei der Selbsttherapie von Abszessen und Furunkeln bewährt. Vermischen Sie dafür etwas Heilerde (in der Apotheke erhältlich) mit einigen Tropfen reinem Teebaumöl, und tragen Sie die Packung auf die betroffene Stelle auf. Lassen Sie die Mischung etwa 30 Minuten einziehen. Zum Abspülen sollten Sie nur warmes Wasser verwenden.

● Tragen Sie etwa 3- bis 5mal täglich reines Teebaumöl mit einem Wattebausch auf. Wenn der Abszeß bzw. der Furunkel aufgebrochen ist und abzuklingen beginnt, sollten Sie den Vorgang dennoch morgens und abends wiederholen, um den Heilungsprozeß zu beschleunigen.

▶ **Tip:** Zur Desinfizierung der betroffenen Stellen haben sich auch Vollbäder bewährt. Geben Sie 8 bis 10 Tropfen reines Teebaumöl ins Badewasser.

Früher hießen Furunkel im Volksmund Eiterbeulen. Tatsächlich ließen die hygienischen Bedingungen noch zu Beginn dieses Jahrhunderts einiges zu wünschen übrig, weshalb Eiterbeulen relativ häufig vorkamen. Vor allem die Ansteckungsgefahr war damals ungleich höher als heute.

Was Sie sonst noch tun können, um Abszesse und Furunkel schnell in den Griff zu bekommen: Verzichten Sie weitgehend auf Alkohol, Kaffee und Nikotin. Und trinken Sie reichlich Mineralwasser und/oder viel Kräutertee oder Säfte.

Wirkungsvolle Hilfe bei Herpesinfektionen

Die beiden Haupttypen von Herpes

Anders als Furunkel oder Abszesse, die ausschließlich durch Bakterien entstehen, wobei Abszesse in seltenen Fällen auch durch Pilze verursacht werden können, ist Herpes eine Erkrankung von bestimmten Hautpartien bzw. Schleimhäuten, die auf Viren zurückzuführen ist.

Tatsächlich trägt fast jeder Mensch diese Viren in sich, doch nicht bei jedem kommt es auch zum Ausbruch einer Herpesinfektion. Die beiden Haupttypen von Herpesviren sind das Herpes-simplex-Virus vom Typ 1, das für die Bläschenbildung an Lippen und Mundschleimhäuten verantwortlich ist, und das ihm nahverwandte Herpes-simplex-Virus vom Typ 2, das den Herpes der Unterleibsorgane verursacht.

In den Industrienationen sind etwa zwischen 75 und 95 Prozent der Bevölkerung mit Herpes (HSV 1) infiziert sind. In den Entwicklungsländern beträgt die Infektionsrate fast 100 Prozent!

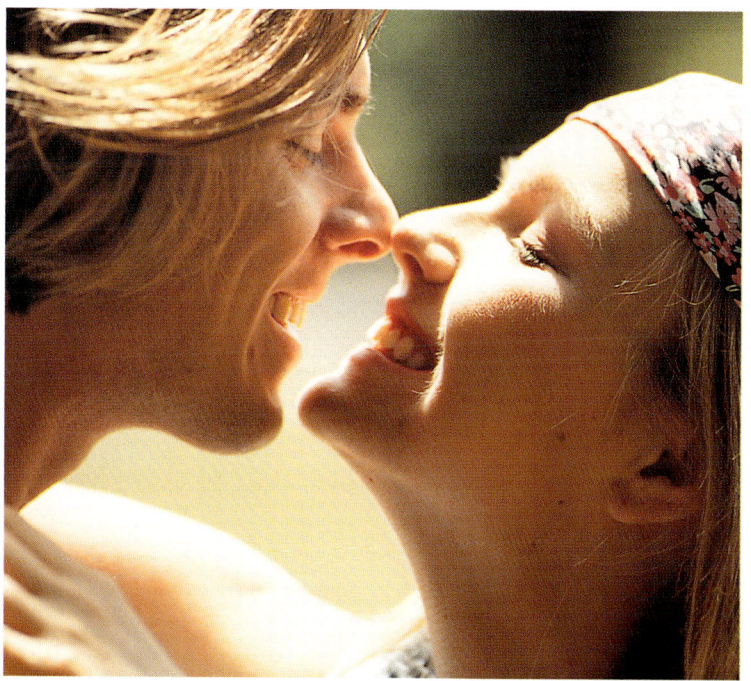

Herpes ist hochgradig ansteckend: Ein Streicheln, ein Kuß – sogar schon ein Händedruck – kann die Herpesviren übertragen.

79

Herpes-simplex-Viren vom Typ 1 – Lippenbläschen

Bei Herpesviren unterscheidet man fünf Typen:
+ Das Herpes-simplex-Virus vom Typ 1 (HSV 1) verursacht die Lippenbläschen.
+ Das Herpes-simplex-Virus vom Typ 2 (HSV 2) bewirkt Genitalherpes.
+ Das Varicella-Zoster-Virus löst bei Erwachsenen die schmerzhafte Gürtelrose (Herpes zoster) aus, bei Kindern ruft es Windpocken hervor.
+ Das Epstein-Barr-Virus (EBC) verursacht Pfeiffersches Drüsenfieber (infektiöse Mononukleose).
+ Das Zytomegalievirus (ZMV) kann, vor allem bei einer Infektion im Mutterleib, zu einer massiven Schädigung von Gehirn, Lunge und Leber des ungeborenen Kindes führen (Zytomegalie).

Herpes-simplex-Viren vom Typ 1 (HSV 1) äußern sich durch einen lästigen, immer wiederkehrenden Bläschenausschlag, vorwiegend an den Lippen und der Mundschleimhaut (Herpes labialis). Darüber hinaus können Kinn, Wangen, Nase und Nasenhöhlen und sogar die Augen befallen werden. Vor allem wenn die Bläschen direkt auf der Gesichtshaut entstehen, verursachen sie teilweise ziemlich starke Schmerzen.

Die leichtere Variante von Lippenherpes

Zum Glück bleibt eine Herpesinfektion bei etwa 70 Prozent der Betroffenen auf die Bildung von Bläschen beschränkt, die zwar lästig und bisweilen schmerzhaft sind, jedoch normalerweise keine größeren Unannehmlichkeiten mit sich bringen. Sprichwörtlich über Nacht entsteht ein linsen- bis bohnengroßer Entzündungsherd oder auch mehrere Herde, die verstreut sind oder ineinander übergehen. Während der nächsten 24 Stunden entwickeln sie sich nach und nach zu richtigen Bläschen, in denen sich klare Flüssigkeit ansammelt. Nach einer Weile trübt sich der Bläscheninhalt, und die Bläschen platzen auf. Danach trocknen sie allmählich ein. Es bildet sich ein bräunlicher Schorf, der nach einigen Tagen abfällt. In der Regel bleibt keine Narbe zurück. Besonders beim Essen oder Lachen können die betroffenen Stellen sehr schmerzen. Insgesamt dauert der Heilungsprozeß nicht länger als acht bis zehn Tage.

Die schwerwiegendere Variante von Lippenherpes

Herpes vom Typ 1 kann auch ein allgemeines Krankheitsgefühl auslösen, das unter Umständen sogar Bettruhe nötig macht. Dann kommen zu den Bläschen noch ein Anschwellen der Lymphknoten am Hals, Muskelschmerzen, allgemeines Unwohlsein, Abgeschlagenheit und/oder erhöhte Temperatur hinzu. Die Betroffenen fühlen sich dann richtig krank. Weshalb einige Menschen von diesem schwereren Verlauf betroffen sind und andere nicht, ist bislang noch nicht endgültig geklärt. Auch hier vermutet man einen engen Zusammenhang zwischen dem Immunsystem und der unterschiedlichen Symptomatik von Lippenherpes. Mit anderen Worten: Diejenigen, deren körpereigene Abwehrkräfte chronisch herabgesetzt sind, werden vielleicht bei einem Ausbruch der Herpesinfektion vom schwereren Verlauf der Krankheit heimgesucht. Grundsätzlich gilt jedoch: Je öfter das Immunsystem mit dem Herpesvirus fertig werden mußte, desto größer ist die Wahrscheinlichkeit, daß die Symptome über die Jahre hinweg allmählich nachlassen. Vollständig besiegen wird das Immunsystem die Herpesviren allerdings niemals. Immerhin hat man die Möglichkeit, etwa durch eine gezielte Stärkung der Abwehrkräfte, die Viren auf Dauer immer länger »in Schach«, also inaktiv zu halten.

Einige Menschen machen nur ein einziges Mal eine Herpesinfektion durch. Offenbar bilden sich bei ihnen ausreichend viele Antikörper, die sich an das eingedrungene Virus heften und es unschädlich machen.

Was die Herpesviren aktiv werden läßt

● Fieberhafte Erkrankungen, Grippe und leichter Schnupfen werden oft von Lippenherpes begleitet, weshalb man im Volksmund auch von Fieberbläschen spricht.
● Starke Sonneneinstrahlung (Gletscherbrand), extreme Trockenheit, scharfer Wind und große Kälte lösen ebenfalls häufig Lippenherpes aus.
● Eine schlaflose oder durchzechte Nacht schwächt die körpereigenen Abwehrkräfte und begünstigt damit die Bildung von Lippenherpes.
● Wer aus Nervosität häufig auf seine Lippen beißt, ist – sofern er das Herpesvirus in sich trägt – gefährdet, an Lippenherpes zu erkranken.
● Hormonelle Schwankungen, etwa bei der Periode oder in der Schwangerschaft, können bei Frauen Lippenherpes auslösen.
● Psychische Belastungen, wie z. B. Streß, Angst, Trauer oder Schrecksituationen, aber auch körperliche Überanstrengung und Erschöpfung verursachen Lippenherpes.
● Nach leichten Verbrennungen oder Verletzungen, nach einer Narkose bzw. einer Operation sowie nach der Einnahme von bestimmten Medikamenten kann sich Lippenherpes einstellen.
● Manchmal kann man auch keine direkte Ursache erkennen, und man bekommt trotzdem Lippenherpes.

In den meisten Fällen entgeht ein Teil der Herpesviren den Antikörpern und zieht sich in entfernte Nervenzellen im Körperinneren zurück. Ist das Immunsystem geschwächt, wandern die Viren entlang der Nervenbahnen wieder zurück zur Körperoberfläche, wo sie sich vermehren, um dann erneut aktiv zu werden.

Herpes-simplex-Viren vom Typ 2 – Genitalherpes

Genitalherpes wird ausschließlich durch die Herpes-simplex-Viren vom Typ 2 verursacht. Zwar ähnelt der Krankheitsverlauf von Genitalherpes demjenigen, der für den Lippenherpes charakteristisch ist, doch tritt der Bläschenausschlag hauptsächlich in der Genital- und Gesäßregion auf: Bei den Frauen zeigen sich die Bläschen vorwiegend im Bereich der Scheide, an den Schamlippen und sogar am Gebärmutterhals, bei den Männern am Penis, an der Vorhaut und manchmal auch am Hodensack.

Herpesviren vom Typ 2 sind wesentlich ansteckender, aggressiver und vermehren sich in den äußeren Hautschichten zehnmal schneller als diejenigen vom Typ 1.

Die Ansteckung mit Herpes genitalis erfolgt fast immer durch Geschlechtsverkehr. Bei einer akuten Infektion sollte auf Geschlechtsverkehr verzichtet werden.

Typische Symptome von Herpes genitalis

Wenn das Virus aktiv wird, kommt es zu einem Jucken und Spannungsgefühl im Bereich der äußeren Geschlechtsorgane. Beim Geschlechtsverkehr können Schmerzen auftreten, und auch ein Brennen beim Wasserlassen ist ein typisches Symptom. Die stecknadelkopfgroßen Herpesbläschen, die bald darauf sichtbar werden, unterscheiden sich kaum von den Lippenbläschen.

Vorbeugende Maßnahmen gegen Herpesinfektionen

Wer häufiger unter Herpes genitalis leidet, der sollte sich ernsthaft um eine gesündere Lebensweise bemühen. Angefangen mit einer nährstoff- und ballaststoffreichen Ernährung über Vermeidung von seelischen und körperlichen Belastungen bis hin zum Einüben von Entspannungstechniken (z. B. autogenes Training, Yoga) sollten Träger des Herpesvirus vom Typ 2 alles dafür tun, daß ihr Immunsystem gestärkt wird. Nur intakte körpereigene Abwehrkräfte können verhindern, daß die Viren immer wieder aktiv werden. Wenn trotz aller Vorsichtsmaßnahmen sich eine erneute Herpesinfektion ankündigt, stehen die Chancen bei einem stabilen Immunsystem günstig, daß die Symptome weniger heftig sind und die Erkrankung vielleicht auf ein paar Tage beschränkt bleibt.

Bei Frauen kann sich Genitalherpes auch auf den Bauch, die Innenseiten der Oberschenkel, den Damm und den After erstrecken. Überhaupt sind bei Frauen die Krankheitssymptome oft wesentlich ausgeprägter als bei Männern.

Die Nachteile von Zink

Präparate auf Zinkbasis fördern den Heilungsprozeß von Lippen- und Genitalherpes, denn Zink trocknet den Krankheitsherd regelrecht aus, ein Effekt, der sich auf den weiteren Krankheitsverlauf positiv auswirkt. Doch entstehen im Anschluß an eine Zinkbehandlung dort, wo die Bläschen waren, manchmal kleine offene Wunden, die dann ebenfalls sehr schmerzhaft sind und einige Zeit benötigen, um zu heilen. Hinzu kommt, daß die Verwendung von Zinksalbe sehr auffällig ist: Die weißen Tupfen von Zinkpaste, etwa auf den Lippen oder am Kinn, sind unübersehbar und lenken die Aufmerksamkeit der Umwelt erst recht auf die erkrankte Haut.

Die heilende Wirkung der Salze, die in Zink enthalten sind, wird nicht nur von Naturheilkundlern, sondern auch von Schulmedizinern anerkannt.

Die Vorteile des Teebaumöls

Teebaumöl wirkt ebenfalls austrocknend und entzündungshemmend, doch im Gegensatz zu Zink trocknet es die Bläschen nicht bis zur offenen Wunde aus, sondern stimuliert eher sanft die Krustenbildung. Die Krusten fallen nach ein paar Tagen ab, ohne Narben zu hinterlassen.

Zusätzlich ist Teebaumöl durch seine unauffällige Färbung gut zur Anwendung im Gesichtsbereich geeignet. Ein entscheidender Vorteil liegt jedoch in seiner antiviralen und immunstimulierenden Eigenschaft, wodurch es den Heilungsprozeß wirkungsvoll fördert. Die Anwendung von Teebaumöl bei der Behandlung von Herpesinfektionen der Haut hat sich dadurch besonders bewährt.

Wenn Sie an einer Gürtelrose erkrankt sind, sollten Sie sich auf jeden Fall schonen. Meiden Sie Feuchtigkeit, Zugluft und Kälte. Achten Sie außerdem darauf, daß andere nicht mit den betroffenen Stellen direkt in Kontakt kommen. Gürtelrose ist ansteckend und kann bei Erwachsenen, die noch keine Windpocken hatten, diese Kinderkrankheit auslösen.

Gürtelrose lindern mit Teebaumöl

Gürtelrose, die häufig im Lendenbereich auftritt, wird durch eine Zweitinfektion mit dem Varicella-Zoster-Virus hervorgerufen. Sie muß ärztlich behandelt werden. Doch empfiehlt sich eine begleitende Behandlung, bei der eine Mischung aus Pflanzen- und Teebaumöl zwei- bis dreimal am Tag vorsichtig auf die betroffenen Hautstellen aufgetragen wird.

Anwendungen von Teebaumöl bei Lippenherpes

Lotion: Mischen Sie 6 Tropfen Teebaumöl mit 1 TL 50prozentigem Alkohol, und tragen Sie die Mischung auf die betroffenen Stellen auf. Dies sollten Sie 3- bis 4mal täglich so lange wiederholen, bis die Symptome abgeklungen sind.

Direkte Anwendung: Je nachdem, wie großflächig die Bläschenbildung ist, tragen Sie vorsichtig mit einem Wattebausch oder Wattestäbchen reines Teebaumöl mehrmals am Tag auf die betroffenen Stellen auf.

▶ **Tip:** Benutzen Sie vorsichtshalber keine Teebaumöl- oder andere Salbe. Es hat sich gezeigt, daß die Emulgatoren, die in jeder Salbe enthalten sind, bei einigen Betroffenen die Herpesinfektion wesentlich verschlimmert haben!

Anwendungen von Teebaumöl bei Genitalherpes

Vollbad: Geben Sie 8 bis 10 Tropfen reines Teebaumöl ins warme Badewasser (Badedauer: maximal 10 Minuten).

Sitzbad: Nehmen Sie eine Schüssel oder eine Sitzbadewanne, und füllen Sie diese mit warmem Wasser. Fügen Sie 6 bis 8 Tropfen Teebaumöl hinzu. Das Sitzbad sollte nicht länger als 10 Minuten dauern, damit die Bläschen nicht aufweichen.

Spülung: Bei den ersten Anzeichen einer Infektion können Sie eine Spülung des Genitalbereichs durchführen. Dafür mischen Sie einige Tropfen reines Teebaumöl mit 1 l warmem Wasser. Durch die Spülung wird der Juckreiz gelindert.

Lotion: Mischen Sie 5 Tropfen Teebaumöl mit 1 EL Oliven-, Mandel-, Jojoba- oder Avocadoöl, und tragen Sie diese Mischung mehrmals täglich direkt auf die betroffenen Stellen auf.

▶ **Tip:** Auch der Sexualpartner sollte sich einer vorbeugenden Behandlung mit Teebaumöl unterziehen.

Auch die Grindflechte äußert sich durch kleine juckende Bläschen, meist um Mund und Nase, die nach kurzer Zeit eintrocknen. Anders als bei Lippenherpes handelt es sich bei der Grindflechte jedoch um eine bakterielle Infektion der Haut.

Derzeit gibt es noch keine Möglichkeit, das Herpesvirus aus dem Körper zu entfernen. Ebensowenig können Infektionen verhindert werden. Doch arbeiten die Wissenschaftler schon seit Jahren an Immunstimulanzien. Das sind Präparate, die die Selbstheilungskräfte des Körpers anregen sollen.

Dermatitis und Schuppenflechte lindern

Dermatitis kann viele Ursachen haben

Unter dem Begriff »Dermatitis« versteht man eine Hautentzündung, die meistens eine Reaktion auf äußere Einflüsse ist. Darüber hinaus kann sie auch die Folge von Allergien sein. Schließlich können auch starke seelische Belastungen eine Dermatitis (seborrhoische Dermatitis) hervorrufen, die sich vorwiegend im Gesicht, auf der Kopfhaut oder auf Brust und Rücken bemerkbar macht.

Viele Formen der Dermatitis werden auch Ekzeme genannt (z. B. atopisches, diskoides, infantiles, Kontakt- oder Handekzem). Immer mehr Menschen erkranken vor allem an der Kontaktdermatitis: Auf Berührung mit einer bestimmten Substanz reagiert die Haut mit einem Ausschlag, wobei die Art der Ausschläge – je nach Auslöser – beträchtlich variieren kann. Abgesehen von einem starken Juckreiz, der praktisch immer die Kontaktdermatitis begleitet, schuppt sich die Haut, oder sie bildet Pusteln. Außerdem kann sich die Hautüberempfindlichkeit in roten Flecken oder in Bläschen, die Flüssigkeit enthalten, äußern.

Eine seltenere Form der Dermatitis ist die Fotodermatitis: Bei dieser Krankheit leiden die Betroffenen unter einer Überempfindlichkeit gegen Licht. Meist äußert sie sich durch Flecken oder Bläschen an den Körperteilen, die der Sonneneinstrahlung besonders ausgesetzt waren.

Schuppenflechte tritt meistens in Schüben auf

Schuppenflechte (Psoriasis) ist eine weitverbreitete Erkrankung der Haut. Für diese Hautentzündung sind rötliche Erhebungen und eine silberfarbene Schuppenbildung charakteristisch. Schuppenflechte wird eher selten von Juckreiz begleitet. Bei einer großflächigen Ausbreitung kann es jedoch zu einer erheblichen Beeinträchtigung des körperlichen und seelischen Wohlbefindens kommen.

Die Ursachen von Schuppenflechte sind noch nicht genau bekannt. Sie kommt jedoch familiär gehäuft vor, so daß eine erbliche Komponente wahrscheinlich ist. Schuppenflechte tritt oft in Schüben von unterschiedlicher Stärke auf, die von den Betroffe-

Wenn Sie immer wieder unter Hautentzündungen leiden, jedoch keine besondere Ursache erkennen können, sollten Sie beim Hautarzt einen Hauttest durchführen lassen!

**Von der Schuppen-
flechte sind Männer und
Frauen gleichermaßen
betroffen. Für gewöhn-
lich tritt die Erkrankung
schon in jungen Jahren
auf, wobei auch Säug-
linge unter den klassi-
schen Symptomen
leiden können. Seltener
stellt sich die Schuppen-
flechte erst im fortge-
schrittenen Alter ein.**

nen sogar manchmal an konkreten Situationen festgemacht werden können. Dabei sind emotionaler Streß, körperliche Überanstrengung oder verschiedene Erkrankungen die häufigsten auslösenden Faktoren.

Darüber hinaus geht die Hautkrankheit bisweilen mit schmerzhaftem Anschwellen und einer Steifheit der Gelenke einher, wodurch die Bewegungsfähigkeit der Betroffenen stark eingeschränkt sein kann.

Wenn die Haut zu viele neue Zellen produziert

Der Schuppenflechte liegt ein krankhafter Prozeß der Hauterneuerung zugrunde: Die neuen Hautzellen bilden sich etwa zehnmal schneller als bei der gesunden Haut. Die Folge: Lebende Hautzellen werden sozusagen »aufgehäuft«, was sich in den typischen erhabenen Stellen äußert, die dann mit vielen toten Hautschuppen bedeckt sind.

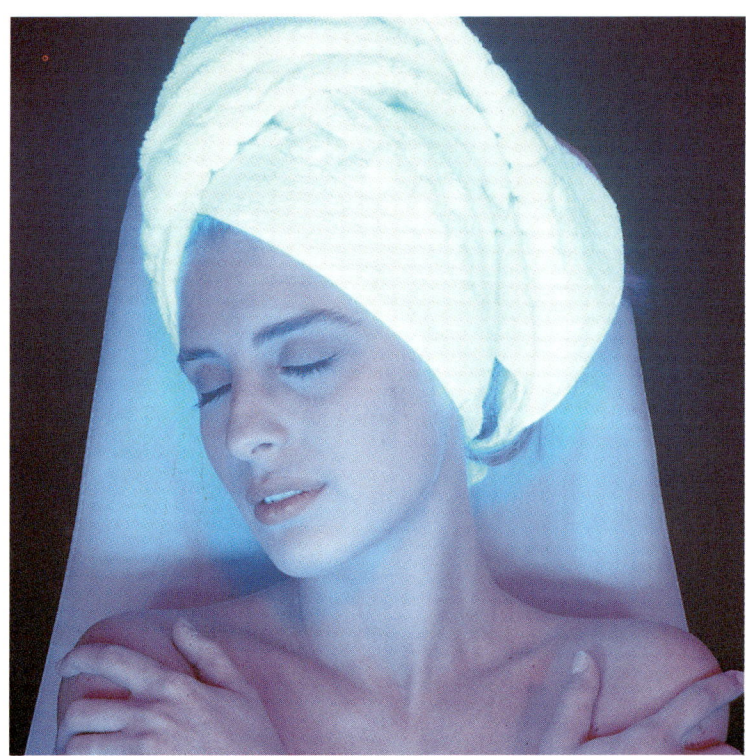

Bei einer leichten Ausprägung der Schuppenflechte kann eine maßvolle Bestrahlung mit Sonnen- oder UV-Licht erfolgreich sein.

Teebaumöl hilft bei Dermatitis

Tatsächlich hat sich Teebaumöl – wie wissenschaftliche Untersuchungen bestätigen – für die Behandlung von Dermatitis als sehr hilfreich erwiesen. Vor allem zur Linderung des Juckreizes und zur Förderung des Heilungsprozesses wird Teebaumöl gern als begleitende Maßnahme eingesetzt.

Vollbad: Geben Sie 8 bis 10 Tropfen reines Teebaumöl ins warme Badewasser.

Lotion: Vermischen Sie 50 ml Oliven-, Mandel-, Jojoba- oder Avocadoöl mit 30 Tropfen reinem Teebaumöl. Danach füllen Sie die Mixtur in eine dunkle Flasche. Tragen Sie die Lotion täglich morgens und abends auf die betroffenen Stellen auf.

Creme: Fügen Sie Ihrer Feuchtigkeitscreme einige Tropfen Teebaumöl bei, und tragen Sie diese mehrmals täglich auf die Krankheitsherde auf.

▶ **Tip:** Benutzen Sie auch, wenn die akute Erkrankung der Haut vorüber ist, Teebaumölprodukte wie Teebaumölseife oder -creme. Diese Produkte erhalten Sie in der Apotheke sowie in einigen Reformhäusern.

Teebaumöl als begleitende Therapie bei Schuppenflechte

Zur Erweichung und Ablösung der Schuppen verordnen die Hautärzte in der Regel Salizylsalben und teerhaltige Präparate zur äußerlichen Anwendung. Zwar ist Teebaumöl kein Heilmittel gegen Schuppenflechte, doch lindert es erwiesenermaßen die Hautreizung und hemmt die Entzündung. Schließlich wirkt sich Teebaumöl günstig auf die Heilung der Krankheitsherde aus. Für die Behandlung der Schuppenflechte empfehlen sich besonders Vollbäder und Lotionen, denen Teebaumöl beigegeben wurde und die regelmäßig angewandt werden sollten. Für die Schuppenflechte gelten dieselben Rezepturen wie für die Dermatitis (siehe oben).

Auch bei Neurodermitis (atopisches Ekzem) kann eine zusätzliche Behandlung mit Teebaumöl sinnvoll sein. Hier wirkt sich besonders die Linderung des starken Juckreizes positiv aus.

Neurodermitis äußert sich durch stark juckende, ekzemartige Hautveränderungen. Die Betroffenen leiden sehr unter dieser Erkrankung der Haut, weil der Juckreiz teilweise unerträglich sein kann. Leider gibt es bis heute noch keine Medikamente, die Neurodermitis dauerhaft heilen können.

Pilzerkrankungen sanft behandeln

Weltweit gibt es mehr als 100 000 verschiedene Pilzarten. Viele davon sind für unsere Gesundheit unerheblich, manche können dagegen tödliche Erkrankungen verursachen. Meistens sind Pilzinfektionen hochgradig ansteckend. Vor allem wenn die Geschlechtsorgane infiziert sind, sollten die Betroffenen besondere Vorsichtsmaßnahmen treffen, um die Ansteckungs- und Wiederansteckungsgefahr mit dem Partner auszuschließen.

> Manche Pilze sind sehr nützlich. Man denke nur an die verschiedenen Hefen, die man zum Backen oder Brauen verwendet, oder an einige Schimmelpilzarten, die bestimmte Antibiotika produzieren.

Es gibt verschiedene Arten von Pilzinfektionen

Grob betrachtet lassen sich Pilzerkrankungen in oberflächliche, subkutane (unter die Haut gehende) und »tiefe« Infektionen einteilen. Zu den leichteren Formen gehören dabei vor allem die Pilzinfektionen, die Haut, Haare, Nägel, den Genitalbereich und die Mundhöhle befallen.

Subkutane Pilzerkrankungen kommen hierzulande nur sehr selten vor. Dagegen nehmen die sogenannten tiefen Pilzinfektionen, bei denen die inneren Organe befallen werden, immer mehr zu. Über die Gründe sind sich die Forscher bislang noch nicht einig. Doch wird vermutet, daß die Belastungen durch verschiedene Umweltfaktoren bei manchen Menschen zu einer kontinuierlichen Schwächung des Immunsystems führen und diese damit grundsätzlich anfälliger für Krankheitserreger werden. Außer Infektionen können Pilze zudem allergische Erkrankungen wie etwa Asthma auslösen.

> Der Pilz, der Soor auslöst, ist eigentlich immer in der Vagina und im Mund vorhanden, doch wird er normalerweise von einer gesunden Bakterienflora unter Kontrolle gehalten. Erst wenn die Widerstandskraft des Organismus geschwächt ist, kann der Pilz sich übermäßig ausbreiten.

Soor ist weit verbreitet

Hierzulande besonders weit verbreitet ist Soor (Kandidiasis), eine Pilzerkrankung, die durch Hefepilze (Candida albicans) verursacht wird. Der Pilz befällt bevorzugt feuchtwarme Körperregionen, also Hautfalten, den Genitalbereich, aber auch die Mundschleimhaut oder den Magen-Darm-Trakt. Bei Kindern tritt Soor häufig zusammen mit Windelausschlag auf. Möglicherweise steht der Ausbruch der Pilzinfektion mit der Einnahme von

Antibiotika in Zusammenhang: Antibiotika können das Immunsystem so weit schwächen, daß es zu einer unkontrollierten Pilzvermehrung kommt. Darüber hinaus können hormonelle Veränderungen die Neigung zu Pilzinfektionen begünstigen. So erkranken Frauen, die schwanger sind oder deren Hormonhaushalt durch die Einnahme der Pille aus dem Gleichgewicht geraten ist, überdurchschnittlich oft an Pilzinfektionen.

Die Symptome sind meistens eindeutig

Wenn man Soor sofort behandelt, dauert es gewöhnlich nur wenige Tage, bis die Beschwerden abgeklungen sind. Bei einer Pilzinfektion der Geschlechtsorgane sind die Symptome meistens ziemlich eindeutig, doch äußern sie sich bei Männern und Frauen unterschiedlich: Während Frauen unter starkem Juckreiz in der Scheide sowie unter einem milchig-weißen Ausfluß leiden, löst der Hefepilz bei Männern eine Entzündung und Rötung von Eichel und Vorhaut aus. Mundsoor ist durch cremig-gelbliche Pusteln im Mund bzw. auf der Zunge zu erkennen. Bei Infektionen auf der Haut oder bei Säuglingen im Windelbereich entsteht ein juckender rötlicher Ausschlag mit flockigen weißen Stellen.

Soor – Behandlung mit Teebaumöl

Salbe: Behandeln Sie Soor bei Babys mit Teebaumölsalbe.

Vollbad: Nehmen Sie täglich ein Bad, dem Sie 8 bis 10 Tropfen reines Teebaumöl zugefügt haben.

Sitzbad: Geben Sie 8 bis 10 Tropfen reines Teebaumöl in eine Schüssel oder eine Sitzbadewanne mit warmem Wasser, und nehmen Sie 5 bis 10 Minuten lang ein Sitzbad.

Tampons: Stellen Sie eine Mischung aus 100 ml destilliertem Wasser und 20 Tropfen Teebaumöl her. Füllen Sie die Flüssigkeit in eine dunkle Flasche ab, die Sie vor Gebrauch immer gut schütteln. Tränken Sie mit dieser Mixtur ein Tampon, und führen Sie es in die Scheide ein. Erneuern Sie es spätestens alle 12 Stunden.

Soor ist zwar lästig, aber in der Regel harmlos. Bei Neugeborenen, die sich beispielsweise während der Geburt an der infizierten Scheide der Mutter angesteckt haben, besteht jedoch die Gefahr, daß Komplikationen entstehen.

Die Bekämpfung von Soor können Sie durch eine Umstellung der Ernährung unterstützen. Meiden Sie vor allem zucker- und stärkehaltige Lebensmittel und Alkohol.

Fußpilz ist besonders hartnäckig

Bei Fußpilz (Tinea pedis) beginnt zunächst die Haut zwischen den Zehen zu jucken. Im Verlauf der Infektion reißt sie auf, schält sich ab und bildet manchmal sogar Bläschen. Fußpilz wird in der Regel von einer bestimmten Art von Hautpilzen (Dermatophyten) verursacht. Aber auch Bakterien können an der Entstehung beteiligt sein. Normalerweise sprechen Pilzinfektionen gut auf sogenannte Antimykotika an. Doch gerade Fußpilz gehört zu den hartnäckigeren Erkrankungen, weshalb sich hier eine Behandlung mit Teebaumöl besonders bewährt hat: Es wirkt stark fungizid, also pilzbekämpfend, es lindert den Juckreiz, fördert den Heilungsprozeß bei Rissen und klaffenden Wunden – und ist dennoch sanft zur Haut.

Teebaumöl zur Behandlung von Fußpilz

Fußbad: Geben Sie 6 bis 8 Tropfen reines Teebaumöl in eine Schüssel mit warmem Wasser, und baden Sie die Füße täglich 5 bis 10 Minuten darin.

Lotion: Vermischen Sie 20 Tropfen Teebaumöl mit 100 ml 50prozentigem Alkohol, und betupfen Sie die betroffenen Stellen 2mal täglich mit dieser Mischung.

Direkte Anwendung: Zusätzlich zum Fußbad können Sie 2- bis 3mal täglich einige Tropfen reines Teebaumöl direkt auf die Krankheitsherde massieren.

Was Sie sonst noch gegen Fußpilz tun können:

✦ Trocknen Sie nach dem Waschen immer gut Ihre Füße ab.

✦ Tragen Sie bevorzugt Baumwollsocken und offene, bequeme Schuhe (z. B. Sandalen).

✦ Waschen Sie nach Gebrauch immer sorgfältig Strümpfe und Handtücher.

✦ Benutzen Sie auch nach Abklingen des Fußpilzes noch eine Weile desinfizierende Mittel, beispielsweise Teebaumöl.

Teebaumöl hilft bei Schweißfüßen

Wegen seiner desinfizierenden Wirkung hilft Teebaumöl auch bei Schweißfüßen. Mischen Sie sich Ihr eigenes Fußsalz: Geben Sie 500 g Totes-Meer-Salz (in Apotheken erhältlich) in eine Schüssel, und fügen Sie 30 Tropfen Teebaumöl, 10 Tropfen Salbeiöl sowie 5 ml Tween 80 hinzu. Rühren Sie alles gut in das Salz ein. Nehmen Sie 2 bis 3 EL davon für ein Fußbad.

Krampfadern – nicht nur ein kosmetisches Problem

Mit dem Begriff »Krampfadern« werden erweiterte und geschlängelte Venen bezeichnet, die durch die Haut durchschimmern und bei den einen schwächer, bei den anderen stärker hervortreten. Obwohl Krampfadern praktisch überall im Körper auftreten können, kommen sie doch am häufigsten in den Beinen vor. Bei Männern kann auch der Hoden von Krampfadern betroffen sein. Bewegungsmangel, sitzende oder stehende Tätigkeiten, aber auch falsche Ernährung mit zu wenigen Ballaststoffen und/oder Übergewicht sind die Hauptursachen für die Entstehung der Venenerweiterungen.

Krampfadern werden vielfach als kosmetisches Problem verstanden. Sie sind jedoch in der Regel eine fortschreitende Erkrankung, die sehr unangenehme Folgeerscheinungen wie Ekzeme, Unterschenkelgeschwüre, Ödeme, Thrombosen und Venenentzündungen nach sich ziehen kann. Eine frühzeitige Behandlung ist deshalb unbedingt anzuraten.

25 Prozent der Männer und 50 Prozent der Frauen über 40 Jahren haben Krampfadern. Frauen bekommen oft während einer Schwangerschaft Krampfadern, die sich nach der Geburt des Kindes meist nicht mehr zurückbilden.

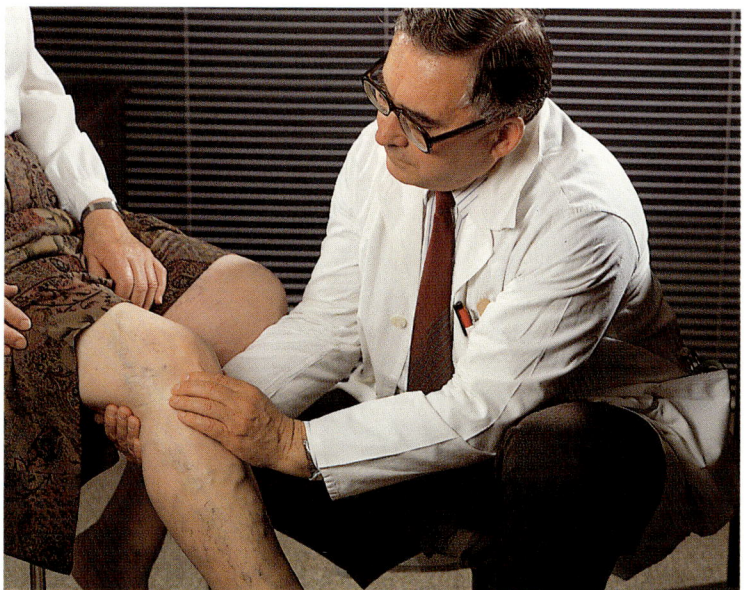

Normalerweise sind sie eher harmlos. Doch Krampfadern können zu unangenehmen Folgeerscheinungen führen. Bei Krampfaderblutungen müssen Sie sofort zum Arzt.

91

Behandlungen mit Teebaumöl und sonstige Maßnahmen

Waschungen: Waschen Sie die betroffenen Hautstellen sanft mit einer Mischung aus destilliertem Wasser (in der Apotheke erhältlich) und einigen Tropfen reinem Teebaumöl täglich morgens und abends.

Creme: Fügen Sie Ihrer Feuchtigkeitscreme einige Tropfen reines Teebaumöl hinzu, wobei das Mischungsverhältnis ungefähr 20 Tropfen Teebaumöl auf 1 EL Feuchtigkeitscreme betragen sollte. Reiben Sie die Krampfadern täglich damit ein.

Kompresse: Decken Sie die betroffenen Stellen mit einer Mullkompresse ab, die Sie in einer Mischung aus Teebaumöl und Olivenöl getränkt haben. Auf 1 EL Olivenöl kommen etwa 5 Tropfen Teebaumöl. Am besten über Nacht, aber mindestens 6 Stunden sollten Sie die Kompresse aufgelegt lassen, damit sich die heilende Wirkung des ätherischen Öls langsam bis zu den Venen ausbreiten kann.

Massageöl: Tragen Sie täglich ein Massageöl auf, das Sie aus 100 ml Oliven-, Mandel- oder Avocadoöl und 50 Tropfen reinem Teebaumöl herstellen. Die Mixtur bewahren Sie in einer dunklen Flasche auf, die Sie vor Gebrauch immer gut schütteln.

Venengymnastik: Bei Krampfadern hat sich auch eine spezielle Venengymnastik bewährt, die Sie jedoch mindestens 1- bis 2mal die Woche absolvieren sollten. Damit die sachgemäße Durchführung der Übungen auch wirklich gewährleistet ist, ist es ratsam, zunächst Gymnastikkurse zu besuchen, um die einzelnen Übungen zu lernen, bevor Sie sie dann allein zu Hause durchführen. Dabei hat es sich bewährt, die Beine mit teebaumölhaltigem Massageöl einzureiben, bevor Sie mit der Gymnastik begonnen bzw. nachdem Sie die Übungen beendet haben.

▶ **Tip:** Legen Sie bei jeder Gelegenheit die Beine hoch, damit das Blut leichter zum Herzen zurückfließen kann, und vermeiden Sie es, die Beine beim Sitzen zu kreuzen.

Medizinische Eingriffe wie Verödung oder das Herausziehen von Venen haben sich bewährt, doch können nach der Operation erneut Krampfadern auftreten.

Tragen Sie jeden Tag elastische Strümpfe. Und: Ziehen Sie die Strümpfe an, bevor Sie aus dem Bett steigen. Achten Sie darauf, daß Sie nur sogenannte Zweizug-Kompressionsstrümpfe der Klasse II verwenden, die Sie in der Apotheke erhalten. Normale »Stützstrümpfe« haben keine ausreichende Wirkung.

Mit Teebaumöl den Alterungsprozeß der Haut verzögern

Um es gleich vorweg zu sagen: Auch Teebaumöl kann die biologischen Vorgänge nicht aufhalten oder verändern, die für den natürlichen Alterungsprozeß verantwortlich sind. Ebensowenig wird die Anwendung von Teebaumöl die negativen Folgen einer ungesunden Lebensweise oder falscher Ernährungsgewohnheiten dauerhaft beseitigen können. Als Bestandteil eines geeigneten Trägerstoffs, wie sie etwa in den meisten Körpercremes und -lotionen enthalten sind, oder direkt angewandt kann die tägliche Benützung von Teebaumöl jedoch einiges zu Gesundheit und allgemeinem Wohlbefinden, ja zur inneren und äußeren Vitalität und Schönheit beitragen: Teebaumöl fördert die Durchblutung, es löst ebenso Eiter wie Schmutzpartikel auf – und es zeichnet sich generell durch hautberuhigende bzw. schmerzlindernde Eigenschaften aus.

Vielfältige Anwendungsmöglichkeiten

Ob in Seife, die einen schonenden und wirkungsvollen Schutz gegenüber bakteriell bedingten Erkrankungen bietet, ob in speziellen pflegenden Cremes und Lotionen für Gesicht und Körper, ob in Deodorants, Zahncremes oder Mundwasser für die tägliche Mundpflege – Teebaumöl bietet in der Tat so vielfältige Anwendungsmöglichkeiten wie kein anderes ätherisches Öl.

Lassen Sie Ihrer Phantasie freien Lauf

Vor allem diejenigen, die der Selbstherstellung von Pflegeprodukten aufgeschlossen gegenüberstehen und bereits über einige Erfahrungen auf diesem Gebiet verfügen, sollten sich nicht scheuen, auch Teebaumöl in die Rezepturen einzubeziehen. Teebaumöl harmoniert eigentlich mit jeder anderen Substanz, die für die Haut gut verträglich ist. Dabei genügen meistens schon einige Tropfen Teebaumöl.

Um einem frühen Alterungsprozeß vorzubeugen, sollten Sie grundsätzlich auf die richtige Ernährung achten! So kann schon allein der Mangel eines einzigen Nährstoffs das Altern massiv beschleunigen. Achten Sie deshalb vor allem darauf, daß Sie immer viel von den antioxidativen Vitaminen C und E zu sich nehmen: Sie vernichten die sogenannten freien Radikale, die wesentliche Verursacher des vorzeitigen Alterns sind.

93

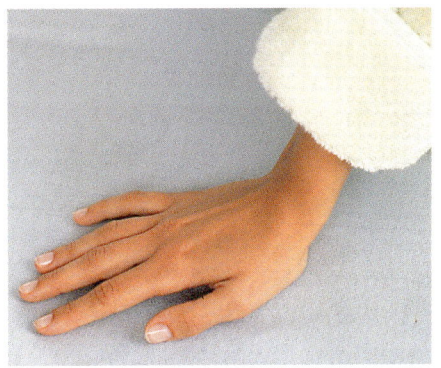

Gepflegte Hände und Nägel sind eine Art Visitenkarte unseres Körpers.

Die Pflege von Haaren, Nägeln und Zähnen mit Teebaumöl

Haare, Nägel und Zähne bestimmen unser Erscheinungsbild mit. Zugleich geben sie Auskunft über unsere gesundheitliche Verfassung. Leider ist es nicht jedem von Natur aus gegeben, strahlendweiße Zähne, volles glänzendes Haar oder gepflegte Nägel zu haben. Wenn Haar-, Nagel- oder Zahnprobleme nicht auf ernährungsbedingte Mangelerscheinungen zurückgehen, dann kann die Anwendung von Teebaumöl hilfreich sein.

Teebaumöl für jeden Haartyp

Auf die richtige Ernährung kommt es an

Es stimmt schon: Ein Mensch mit schönem, gepflegtem Haar und einer ansprechenden Frisur wirkt sympathisch. Um so mehr leiden Menschen darunter, wenn sie mit ihren Haaren Probleme haben. Haarausfall, fettiges, dünnes oder strähniges Haar können das Selbstwertgefühl von Männern und Frauen sehr belasten – obwohl dies eigentlich nicht nötig wäre. Auch wenn die Neigung zum einen oder anderen Haartyp angeboren ist, so können Krankheiten, falsche Ernährung und eine ungesunde Lebensweise das Kopfhaar ebenfalls in Mitleidenschaft ziehen. Was die Eßgewohnheiten betrifft, so muß man wissen, daß die Ernährung des Haares ausschließlich von innen erfolgt. Eine gesunde Ernährung mit viel Vitaminen und Mineralstoffen ist also der sicherste Garant für gesundes und kräftiges Haar.

Es ist wichtig, daß die Haare und vor allem die Kopfhaut immer ausreichend Luft und Licht bekommen. Vor zu starker Sonneneinstrahlung sollten Sie Haare und Kopfhaut allerdings schützen.

Haarpflege und Haartyp

Abgesehen von der richtigen Ernährung, ist natürlich auch die adäquate Behandlung der Haare wichtig. Zwar machen äußere Anwendungen die Haare nicht gesünder, doch können sie die Haare glänzender und fülliger aussehen lassen: Es lohnt sich auf jeden Fall, dem Thema »Haarpflege« einige Beachtung zu schenken. Haben Sie kräftiges oder feines Haar? Sind Ihre Haare schon wenige Stunden nach der Kopfwäsche wieder fettig? Neigen Sie zu Schuppen? Oder fühlt sich Ihr Haar rauh und trocken an? Wenn Sie eine der Fragen mit Ja beantworten, dann leiden Sie unter einem typischen Haartypproblem. Darüber hinaus gibt es jedoch einige Regeln für die richtige Pflege, die Sie, unabhängig davon, zu welchem Haartyp Sie gehören, grundsätzlich beachten sollten. Wer beispielsweise sein Haar falsch wäscht oder trocknet, strapaziert auf Dauer unnötig Haare und Kopfhaut. Und: Wer regelmäßig Spülungen, Packungen und Kuren anwendet, sollte die Struktur seines Haares genau kennen. Doch nun die gute Nachricht: Teebaumöl eignet sich für jeden Haartyp!

Essen Sie viel frisches Obst, Gemüse, Fisch, Weizenkeime und Milchprodukte. In diesen Lebensmitteln sind wichtige Vitamine und Mineralstoffe enthalten, die das Haar benötigt, um sich von innen, also über die Haarwurzel, mit den notwendigen Nährstoffen versorgen zu können.

Manchmal kann die Kopfhaut von einer Pilzinfektion betroffen sein. Wegen seiner fungiziden (pilzabtöten-den) Wirkung hat sich Teebaumöl als schonen-des Mittel für die rasche Überwindung dieser Pilzerkrankungen be-währt. Reiben Sie dafür täglich ein- bis zweimal die Kopfhaut mit reinem Teebaumöl ein, und lassen Sie es einige Zeit einwirken.

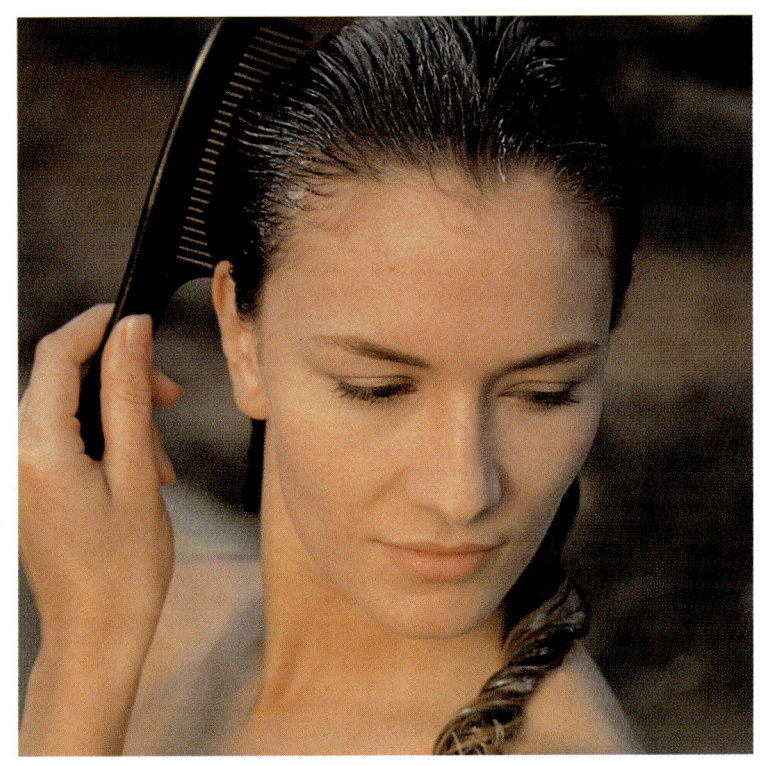

Worauf Sie beim Haarewaschen und -trocknen achten sollten

Pflegen Sie Ihre Haare zusätzlich mit einem Teebaumölshampoo, das Sie in der Apotheke erhalten oder das Sie auch selbst herstellen können.

- Zur Haarwäsche sollten Sie nur milde Shampoos verwenden, die die Kopfhaut nicht reizen. Am besten sind Präparate mit einem pH-Wert zwischen 5 und 7.
- Waschen und spülen Sie die Haare nie mit zu heißem Wasser, denn das schadet der Kopfhaut.
- Einmaliges Shampoonieren genügt in der Regel. Waschen Sie anschließend die Haare immer gut aus.
- Bürsten Sie nasse Haare nicht, sondern kämmen Sie diese mit einem grobzinkigen Kamm aus.
- Zum Trocknen sollten Sie den Fön niemals zu heiß einstellen, sonst trocknet die Kopfhaut aus, und das Haar wird brüchig. Für das Haar ist es ohnehin am besten, wenn es einfach von der warmen Zimmerluft getrocknet wird.
- Rubbeln Sie nasse Haare nicht mit dem Frottiertuch. Dadurch können die Hornplättchen des Haars abbrechen.

Schonende Haarpflege mit Teebaumöl

Unabhängig davon, welche Pflegepräparate Sie regelmäßig verwenden – als ausgesprochen sinnvolle Ergänzung oder sogar als Ersatz auch für langjährig erprobte Produkte hat sich Teebaumöl bei allen Haarproblemen bestens bewährt. Teebaumöl wirkt positiv auf Schuppen und Entzündungen der Kopfhaut. Außerdem glättet es das Haar und normalisiert die Talgproduktion. Schließlich wird durch die regelmäßige Anwendung von Teebaumöl das Haar insgesamt gesünder und kräftiger, und auch die Frisur bekommt einen besseren Halt. Ob Sie sich für ein Teebaumölprodukt aus der Kosmetikindustrie entscheiden oder ob Sie reines Teebaumöl Ihrem gewohnten Shampoo, Haarwasser bzw. Ihrer Spülung oder Packung beigeben, spielt eigentlich keine Rolle – die Hauptsache ist, Sie wenden die Mittel über einen längeren Zeitraum an, damit sich die Probleme nachhaltig bessern. Unterstützen kann man die Pflege sicherlich auch durch eine Umstellung der Ernährungs- und Lebensgewohnheiten.

Vorsicht bei bestimmten Pflegepräparaten! Einige chemische Substanzen trocknen das Haar aus. Werden fettige Haare häufig mit solchen Shampoos gewaschen – auch wenn sie speziell für dieses Haarproblem entwickelt wurden –, so kann dies zu einer noch stärkeren Talgproduktion führen.

Haarshampoos mit Teebaumöl

Die wichtigsten Heilwirkungen von Haarshampoos mit Teebaumöl sind schnell auf einen Nenner gebracht.

- Es kräftigt generell Haare und Kopfhaut.
- Es beseitigt Schuppen.
- Es reguliert den Fetthaushalt der Kopfhaut, was sich ebenso auf fettiges wie trockenes Haar positiv auswirkt.
- Es heilt Pilzerkrankungen der Kopfhaut.
- Es sorgt für Glanz und Geschmeidigkeit der Haare.
- Es fördert die Kämmbarkeit der Haare.
- Es regt die Durchblutung der Kopfhaut an.
- Es kräftigt den Haarwuchs.
- Es hilft bei Läusebefall.
- Es hat allgemein eine antiseptische Wirkung auf Haar und Kopfhaut.

Hormonelle Umstellungen, wie sie für die Pubertät, Schwangerschaft oder Wechseljahre typisch sind, können vorübergehend Haarprobleme verursachen. Ziehen Sie gegebenenfalls einen Arzt zu Rate!

Teebaumölhaltige Haarpflegeprodukte selbst gemacht

Inzwischen sind nicht nur in Australien und den USA, sondern auch hierzulande Teebaumölprodukte im Handel erhältlich, die speziell auf die einzelnen Haarprobleme (fettige oder trockene Haare, Schuppen) abgestimmt sind. Doch können Sie ebenso Ihrem Haarpflegeprodukt, das Sie regelmäßig anwenden, Teebaumöl zufügen.

Haarshampoo: Sie fügen einer kleineren Menge pH-neutralem Shampoo (ca. 100 ml) etwa 50 bis 60 Tropfen Teebaumöl zu. Schütteln Sie das Shampoo vor Gebrauch immer, und bewahren Sie es an einem lichtgeschützten Ort auf.

Haarwasser: Mischen Sie 100 ml 50prozentigen Alkohol mit 5 ml reinem Teebaumöl, und füllen Sie die Flüssigkeit in eine dunkle Flasche. Massieren Sie das Haarwasser am besten jeweils morgens und abends in Kopfhaut und Haar ein. Dieses Haarwasser hilft bei juckender Kopfhaut und Schuppen besonders gut.

Haarlotion bei Kopfhauterkrankungen: Vermengen Sie 3 Tropfen Teebaumöl mit 1 TL Mandel-, Jojoba- oder Avocadoöl. Leicht erwärmt hilft diese Mixtur bei Säuglingen, die unter Milchschorf leiden, sowie bei anderen Kopfhauterkrankungen. Nachdem Sie die Lotion ca. 15 Minuten haben einwirken lassen, waschen Sie Ihre Haare gut mit Shampoo aus: Dabei massieren Sie erst das Shampoo ein und fügen dann erst Wasser hinzu. Auf diese Weise wird das Öl optimal aus dem Haar ausgewaschen.

Schuppen – nur ein Haarproblem oder eine Krankheit?

Wenn jemand unter Schuppen leidet, dann rieseln abgestorbene Kopfhaut- bzw. Hornpartikel von der Kopfhaut wie Schnee auf Schultern, Nacken und Kleidung. Zudem ist das Haar insgesamt stumpf und spröde. Manchmal wird dieses Haarproblem von einem lästigen Juckreiz begleitet – dann ist die Kopfhaut, möglicherweise wegen einer zu geringen Talgproduktion, extrem ausgetrocknet. Ansonsten ist eine stark vermehrte Produktion

Sie können für die Haarwäsche auch portionsweise das Shampoo mit Teebaumöl anreichern. Nehmen Sie dafür die übliche Menge Ihres herkömmlichen Shampoos, und fügen Sie diesem 5 bis 10 Tropfen Teebaumöl hinzu. Sie brauchen keine Sorge zu haben, daß Ihr Haar danach ölig ist!

Färben oder blondieren Sie nicht zu oft Ihre Haare! So wirkungsvoll Teebaumöl in vielen Bereichen auch ist – wenn die Haare durch chemische Substanzen zu sehr strapaziert wurden, dann nützt auch Teebaumöl nichts.

von Hautzellen der Kopfhaut häufig die Ursache für Schuppen. In Extremfällen können auch Gesicht, Brust und Rücken von einem schuppenbildenden Ausschlag betroffen sein. Dann ist es ratsam, den Hautarzt aufzusuchen, der spezielle Salben verordnet. Interessanterweise haben sich als Therapie dieser lästigen, aber letztlich harmlosen Erscheinung antimykotisch wirkende Cremes bewährt, auch wenn Schuppen eigentlich nichts mit einer Pilzinfektion zu tun haben.

Eine vermehrte Schuppenbildung kann auch seelische Ursachen haben. So werden manche Betroffene, wenn sie überlastet sind oder unter depressiven Stimmungen leiden, von regelrechten Schuppenschüben heimgesucht, die erst verschwinden, wenn das seelische Gleichgewicht wiederhergestellt ist.

Das hilft gegen Schuppen

Ob Teebaumölshampoo und -lotion oder teebaumölhaltiges Haarwasser – alle diese Pflegemittel lindern die Beschwerden schon nach wenigen Anwendungen. Darüber hinaus können Öl-kuren und -packungen sehr hilfreich sein.

Ölkur: Mischen Sie 5 EL Oliven-, Weizenkeim- oder Kletten-wurzelöl mit dem Saft von 1 Zitrone. Geben Sie 8 bis 10 Tropfen Teebaumöl dazu, und verrühren Sie die Ölmischung anschließend gut. Massieren Sie die Packung sanft in die Haare, und lassen Sie sie 30 Minuten unter einem Frottiertuch einwirken. Danach sollten Sie die Haare mit Teebaumölshampoo gut aus-waschen. Diese Kur eignet sich nicht nur für die Beseitigung von Schuppen, sondern sorgt auch dafür, daß angegriffenes, glanz-loses Haar wieder geschmeidig und glänzend wird.

Kopfhautmassagen: Durch sanfte Massagen der Kopfhaut fallen die abgestorbenen Hornpartikel schneller ab, und die Talg-produktion wird angeregt. Am besten ist es, Sie tragen erst die Ölkur auf Kopfhaut und Haare auf und beginnen dann mit der Massage: Sie kreisen mit den Fingerspitzen beider Hände etwa 5 bis 10 Minuten über die Kopfhaut. Danach lassen Sie die Pak-kung unter einem Frottiertuch nochmals 30 Minuten einwirken.

Tägliches Bürsten entfernt Staub und Schmutz aus den Haaren und regt die Durchblutung der Kopf-haut an! Wenn Sie Wert darauf legen, daß Ihre Haare einen schönen Seidenglanz bekommen, bürsten Sie täglich Ihre Haare für etwa drei bis fünf Minuten kopfüber gegen den Strich mit einer Bürste aus Natur-borsten.
Wer Schuppen hat, sollte dagegen seine Haare nicht zu oft kämmen. Dadurch wird die ohne-hin schon gereizte Kopf-haut nur noch mehr strapaziert.

Hand- und Nagelbäder in Teebaumöl

Gepflegte Hände und Nägel gelten als eine Art Visitenkarte. Der Umgang mit scharfen Reinigungsmitteln und anderen Chemikalien, aber ebenso natürliche Einflüsse wie Kälte, Regen, trockene Heizungsluft oder der häufige Kontakt mit Wasser machen die Haut an Händen und Fingern spröde und rissig.

Auch kleinere Verletzungen, die man sich z. B. in Haushalt und Garten zugezogen hat, können Hände in Mitleidenschaft ziehen. Was die Fingernägel betrifft, so sind sie besonders anfällig für Verletzungen durch Quetschungen. Auch Nagellack greift auf Dauer die Nägel an: Es kann zu häßlichen Verfärbungen kommen, und die Nägel trocknen aus.

▶ **Zur Anatomie des Nagels:** Der Nagel wächst im Nagelbett. Die halbmondförmige Nagelbasis wird von einer Hautfalte (Kutikula) überdeckt. Die Haut, die den Nagel umgibt, wird als Nagelfalz bezeichnet.

Der Nagel besteht aus Keratin, einem harten Protein (Eiweißstoff), das auch in Haut und Haaren vorkommt.

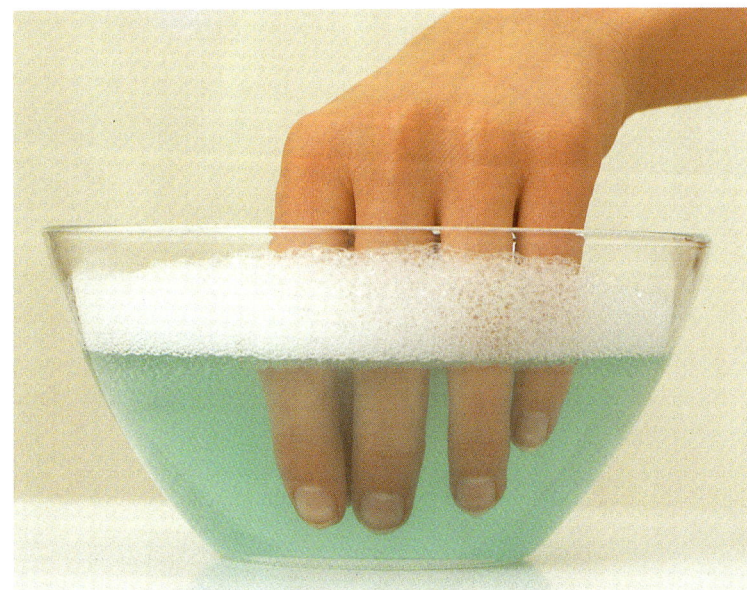

Ein Nagelbad in einer Mischung aus Pflanzen- und Teebaumöl hilft bei Erkrankungen wie Nagelbettentzündung.

Nagelbettentzündungen müssen sofort behandelt werden

Bakterien und Pilze sind im wesentlichen verantwortlich für Nagelbettentzündungen. Durch die Entzündung wird das Nagelbett erst rot und geschwollen und beginnt dann, wenn man die Behandlung nicht sofort einleitet, zu eitern. In Extremfällen kann dies zum Ausfall des betroffenen Nagels führen. Ob eine Nagelbettentzündung durch Bakterien oder Pilze hervorgerufen wird – diese Frage ist für die Behandlung mit Teebaumöl zweitrangig, denn wegen seiner antibakteriellen und fungiziden (pilzbekämpfenden) Eigenschaft kann Teebaumöl bei Nagelbettentzündungen grundsätzlich wirkungsvoll eingesetzt werden.

Nagelbad: Füllen Sie eine handgroße Schale zur Hälfte mit etwas angewärmtem Oliven-, Mandel-, Jojoba- oder Avocadoöl, und fügen Sie einige Tropfen Teebaumöl hinzu. Nehmen Sie täglich ein Nagelbad.

Direkte Anwendung: Massieren Sie 2- bis 3mal täglich einige Tropfen Teebaumöl sanft ins Nagelbett. Diese Anwendung sollten Sie so lange wiederholen, bis die Infektion abgeklungen ist.

▶ **Tip:** Für die allgemeine Nagelpflege reiben Sie einfach etwa 1 TL Olivenöl, dem 3 Tropfen reines Teebaumöl zugefügt wurden, auf die Nägel. Lassen Sie es eine Weile einziehen, und entfernen Sie dann das überschüssige Öl mit einem Kosmetiktuch. Dadurch bekommen die Nägel Glanz und Festigkeit. Vor dieser Anwendung sollte der Nagellack natürlich entfernt worden sein!

Pflegen Sie Ihre Hände mit Teebaumöl

Immer dann, wenn Ihre Hände trocken, strapaziert oder von kleinen Verletzungen betroffen sind, können Sie ein Handbad durchführen, das genau wie das Nagelbad zubereitet wird. Ansonsten können Sie einer Handcreme einige Tropfen reines Teebaumöl beigeben, die Sie immer nach dem Händewaschen auftragen.

Wenn sich die Fingernägel plötzlich verändern, können ernsthafte Erkrankungen dahinterstecken. So weisen brüchige, längsgefurchte Nägel meistens auf Eisenmangel hin. Blaugefärbte Nägel können Anzeichen für Herz- oder Atemwegserkrankungen sein.

Die konventionelle Behandlung von Nagelerkrankungen ist häufig sehr langwierig. Cremes und Salben können – im Gegensatz zu Teebaumöl – nicht tief genug eindringen, und die Einnahme von Tabletten zeigt oft erst nach einigen Monaten Wirkung.

Teebaumöl in der Zahnmedizin

Für viele Menschen ist das Thema »Zahngesundheit« mit leidvollen Erfahrungen verbunden: Allein die regelmäßige Untersuchung beim Zahnarzt empfinden einige als beängstigende Prozedur, auch wenn keine akute Erkrankung der Zähne oder des Zahnfleisches vorliegt. Andere haben tatsächlich schon unangenehme Zahn- und Wurzelbehandlungen und sogar Operationen beim Zahnarzt oder Kieferchirurgen über sich ergehen lassen müssen, weil ihre Zähne wegen fortgeschrittener Zahnfäule nicht mehr zu retten waren oder ihr Zahnfleisch chronisch entzündet war. Dabei können umfangreiche Eingriffe oft vermieden werden, wenn man gleich bei den ersten Symptomen den Zahnarzt aufsucht oder seine Zähne regelmäßig kontrollieren läßt.

Ob man gute oder schlechte Zähne hat, ist zum Teil eine Frage der Veranlagung. So haben einige zeit ihres Lebens mit Karies und Zahnfleischentzündungen zu kämpfen, obwohl sie sämtliche Hygienegebote beachten und regelmäßig den Zahnarzt aufsuchen. Die richtige Ernährung (wenig Zucker und viel Vitamine und Mineralstoffe) ist allerdings wichtig für gesunde Zähne.

Bakterien – die Hauptfeinde von Zahnfleisch und Zähnen

Meistens sind Bakterien die Ursache für Erkrankungen der Zähne oder des Zahnfleisches. Die im Zahnbelag enthaltenen Bakterien bilden aggressive Stoffe, die Zahnschmelz und Zahnfleisch angreifen. Wenn die Karies bei den Zähnen erst einmal den Schmelz durchbrochen hat, greift die Zahnfäule das Zahnbein an. Der Countdown für den Zahn beginnt. Ist das Zahnfleisch betroffen, entsteht zunächst eine oberflächliche Entzündung, durch die das Gewebe nachhaltig geschwächt wird – wenn nicht gleich mit der Behandlung begonnen wird. Dabei löst sich das Zahnfleisch langsam vom Zahn und bildet sogenannte Taschen, die ihrerseits ein idealer »Zufluchtsort« für die Bakterien sind. Die Folge sind meistens Schmerzen und Zahnfleischbluten.

Die gründliche Reinigung des Gebisses dauert mindestens drei Minuten! Stellen Sie sich deshalb sichtbar eine Eieruhr in die Nähe des Waschbeckens.

Entzündungen an der Wurzelspitze

Auch die Wurzelspitze des Zahns kann sich entzünden. Der kranke Zahn wird klopf- und/oder druckempfindlich. Dabei werden die Schmerzen im erkrankten Bereich von Tag zu Tag stärker. Brechen die entzündlichen Absonderungen rund um die Wurzelspitze durch den Kieferknochen nach außen, kann sich ein Abszeß zur Wange, zur Zunge, zum Gaumen oder in die Kieferhöhle hinein bilden. Tritt der Eiter in die Weichteile aus, wird die Wange dick. Es können Schwellungen am Mundboden, am Kiefer oder am Gaumen entstehen, die nicht immer schmerzen müssen, manchmal aber von Fieber begleitet werden. Meist ist unbehandelte Karies die Ursache für Entzündungen der Wurzelspitze.

Wenn das Zahnmark erkrankt ist

Wenn sich das Zahnmark entzündet, entstehen bohrende, klopfende, dumpfe Zahnschmerzen. Außerdem können die Lymphknoten an Unterkiefer und Hals, aber auch die Backe anschwellen. Wenn nicht sofort mit einer Behandlung begonnen wird, stirbt der Zahn langsam ab. Und nicht nur das: Der tote Zahn kann nun zum Krankheitsherd für chronische Erkrankungen bis hin zu Allergien werden, die den gesamten Organismus in Mitleidenschaft ziehen.

Die richtige Zahnpflege

Entscheidend für die Zahngesundheit ist, daß der Zahnbelag immer vollständig entfernt wird. Deshalb ist die Zahnbürste das wichtigste Werkzeug für die Zahnpflege. Sie muß so klein und handlich sein, daß sie sich im Mund in alle Ecken führen läßt. Ihre Borsten sollten aus Kunststoff und weich genug sein, daß sie nicht das Zahnfleisch verletzen. Die Bürste wird mit kreisenden Bewegungen vom Zahnfleisch zur Zahnkrone geführt, so daß die Borsten in alle Zwischenräume gelangen. Außerdem sollte jeder Zahn auf der Innenseite, auf der Außenseite und dann auf der Kaufläche extra geputzt werden.

> ### Wie sinnvoll sind elektrische Zahnbürsten?
>
> Elektrische Zahnbürsten sind eigentlich nur dann sinnvoll, wenn man die Zahnbürste schlecht führen kann: Für Bettlägrige und ältere Menschen, aber auch für kleine Kinder können elektrische Zahnbürsten deshalb eine gute Alternative zur herkömmlichen Zahnbürste sein.

Vorsicht!
Eine Entzündung an der Wurzelspitze kann chronisch werden! Der Eiterherd an der Wurzelspitze kapselt sich dann ab und wird zur Quelle chronischer Erkrankungen im Körper. Auch kann sich eine Kieferzyste bilden, oder die Kieferhöhlen können vereitern. Bei den ersten Anzeichen einer Entzündung sollten Sie deshalb immer sofort Ihren Zahnarzt aufsuchen!

Wenn Zahnerkrankungen nicht rechtzeitig behandelt werden, können die Folgen verheerend sein. Gehen Sie deshalb, wie von den gesetzlichen Krankenkassen vorgeschrieben, mindestens zweimal im Jahr zur Kontrolluntersuchung.

Teebaumöl hilft bei Zahnschmerzen

Gerade bei akuten Zahnschmerzen ist häufig schnelle Erste Hilfe erforderlich. Freilich sollte diese Form der Selbstbehandlung niemals den Besuch beim Zahnarzt ersetzen. Denn selbst wenn der Schmerz – zunächst – vorüber zu sein scheint, heißt dies noch lange nicht, daß auch die Ursache dauerhaft therapiert werden konnte. Vor allem bei plötzlichen Zahnschmerzen hat sich Teebaumöl gut bewährt, denn es wirkt nicht nur schmerzlindernd, sondern es fördert auch den Heilungsprozeß bei Entzündungen. Auf jeden Fall sollten Sie bei akuten Zahnschmerzen lieber erst einmal auf die Behandlung mit Teebaumöl zurückgreifen, bevor Sie starke schmerzstillende Medikamente einnehmen.

Spülung: Geben Sie 4 bis 5 Tropfen Teebaumöl in ein Glas warmes Wasser, und verrühren Sie die Mischung gut. Damit spülen Sie den Mund mehrmals täglich etwa 5 Minuten aus. Oder lösen Sie 3 bis 5 Tropfen Teebaumöl in 1 El Milch auf, und verdünnen Sie die Milch dann mit warmem Wasser, bis das Glas voll ist. Zur Vorbeugung empfiehlt es sich, regelmäßig 1- bis 2mal am Tag damit den Mund auszuspülen.

Direkte Anwendung: Tupfen Sie einige Tropfen reines Teebaumöl mit dem Finger oder mit dem Wattebausch direkt auf den schmerzenden Zahn und dessen Umgebung auf. Nach einer Weile sollten Sie den Mund gründlich ausspülen. Achten Sie darauf, daß Sie kein Teebaumöl herunterschlucken!

Direkte Anwendung bei einer dicken Backe: Bei geschwollenen Stellen im Gesicht (z. B. der Wange) können Sie einige Tropfen reines Teebaumöl direkt auf die betroffene Stelle reiben. Wegen seiner Tiefenwirkung unterstützt Teebaumöl auch auf diese Weise den Abbau der Entzündung.

Vorbeugende Maßnahmen: Benutzen Sie zur täglichen Zahnpflege Teebaumölzahnpasta, und putzen Sie nach jeder Mahlzeit die Zähne damit. Eine solche Zahnpasta bekommen Sie in allen Apotheken oder Reformhäusern.

Wenn Sie zu Karies und Zahnfleischentzündungen neigen, sollten Sie unbedingt darauf achten, daß Sie über die Nahrung immer genügend Vitamine, Mineralstoffe und Spurenelemente zu sich nehmen. Vor allem die Vitamine A, C und D, die Mineralstoffe Kalzium und Phosphor und die Spurenelemente Fluor und Zink sind für ein gesundes Gebiß sehr wichtig.

Neben dem Zähneputzen ist die regelmäßige Anwendung von Zahnseide eine gute Ergänzung für die tägliche Zahnhygiene.

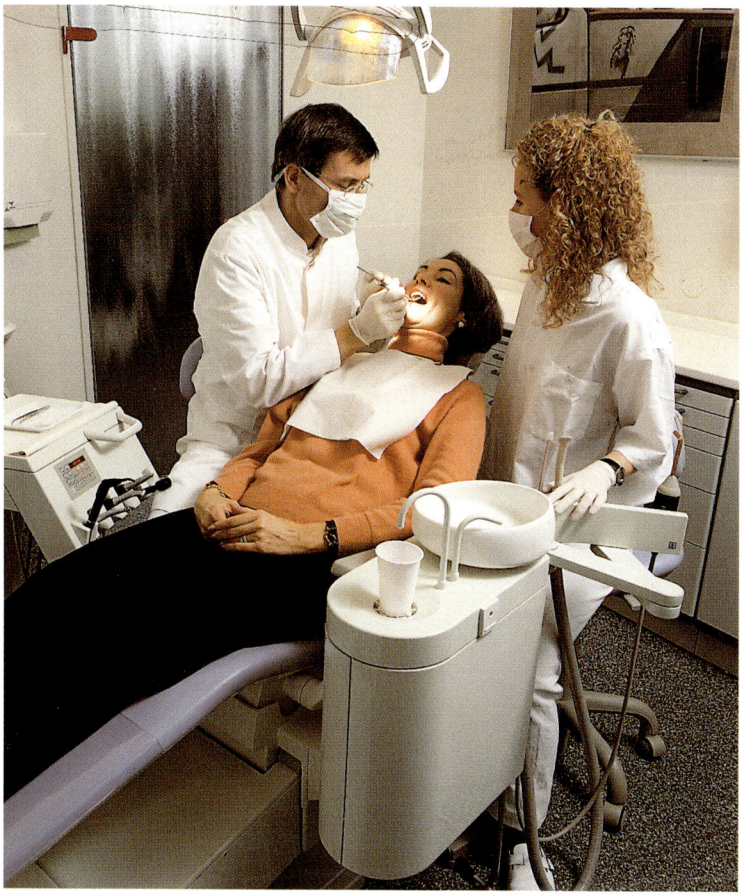

Lassen Sie sich von Ihrem Zahnarzt regelmäßig den Zahnstein entfernen! Das ist nach wie vor die beste Vorbeugung gegen Erkrankungen des Zahns und des Zahnfleisches. Die Beseitigung der Ablagerungen ist schmerzlos.

Vorbeugung gegen Zahnfleischentzündungen

Für akute Zahnfleischentzündungen empfiehlt sich ebenfalls die Anwendung von Teebaumöl. Dabei haben sich sowohl Spülungen als auch direkte Anwendungen von Teebaumöl als hilfreich erwiesen.

Zur Vorbeugung hat sich der regelmäßige Verzehr einer ganzen Zitrone mitsamt dem Fruchtfleisch als sinnvoll erwiesen: Vor allem das Fruchtfleisch enthält Bioflavonoide, die zusammen mit dem Vitamin C für ein festes Bindegewebe sorgen. Schließlich hat sich auch die regelmäßige Einnahme von Bierhefe (beispielsweise in Form von Tabletten) bewährt, die eine optimale Zinkversorgung garantiert.

Bei einem Facharzt der Parodontologie sind Sie vor allem dann gut aufgehoben, wenn Sie unter chronischen Zahnfleischentzündungen (Gingivitis bzw. Parodontitis) leiden.

105

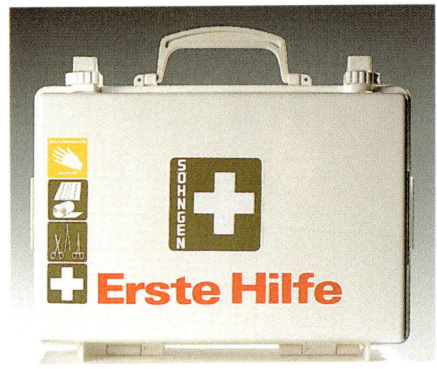

Teebaumöl sollte weder in Ihrer Haus- noch in Ihrer Reiseapotheke fehlen.

Erste Hilfe mit Teebaumöl

Teebaumöl dringt tief ins Gewebe ein und ist dadurch wesentlich effektiver als viele andere Heilmittel, deren Wirkung nur auf die Oberfläche beschränkt bleibt. Diese Fähigkeit hat sich auch die Sportmedizin zunutze gemacht. So hat sich Teebaumöl als therapeutisches Mittel bei einer ganzen Reihe von Sportverletzungen bewährt. Auch Schnittwunden und leichtere Brandwunden verheilen sehr schnell, wenn sie mit Teebaumöl behandelt werden.

Teebaumöl bei Sportverletzungen

So wohltuend regelmäßige körperliche Aktivitäten für den gesamten Organismus auch sind – es gibt leider nahezu unzählige Möglichkeiten, sich beim sportlichen Training in der Halle oder im Freien zu verletzen. So gehören Schürfwunden, Prellungen und Quetschungen, Verstauchungen, Muskel- und Sehnenzerrungen zu den häufigsten Blessuren. Selbst der Muskelkater ist eine unangenehme, wenn auch völlig harmlose Begleiterscheinung dieser eigentlich gesunden Art, sich fit zu halten. Die Behandlung mit Teebaumöl ist als Erste-Hilfe-Maßnahme besonders geeignet, lindert und heilt das ätherische Öl doch wie kein anderes Naturheilmittel die unterschiedlichsten Verletzungen.

Muskelkater – eine Folge von Überbeanspruchung

Je weniger Sie körperliche Aktivitäten gewohnt sind, desto wahrscheinlicher ist es, daß Sie von Muskelkater nicht verschont bleiben. Zum Glück geht auch der stärkste Muskelkater immer folgenlos vorüber. Zur Vorbeugung hilft nur eines: Kräftigen Sie Ihre Muskeln, indem Sie regelmäßig einer Sportart nachgehen, ohne sich dabei zu überanstrengen.

Behandlung mit Teebaumöl

Vollbad: Geben Sie 8 bis 10 Tropfen Teebaumöl ins warme Badewasser, und entspannen Sie sich darin mindestens 10 Minuten.

Massage: Vermischen Sie 100 ml Oliven-, Mandel- oder Avocadoöl mit 20 Tropfen reinem Teebaumöl. Füllen Sie die Mixtur in eine dunkle Flasche ab, und schütteln Sie diese immer vor Gebrauch. Nach Bedarf massieren Sie die schmerzenden Muskeln mit dem Massageöl.

Direkte Anwendung: Bei starken Beschwerden massieren Sie einige Tropfen Teebaumöl in die schmerzenden Muskelpartien ein. Wiederholen Sie die Massage etwa alle 5 Stunden.

Bei Muskelkater spüren Sie mehr oder weniger heftige Schmerzen in den »verkaterten« Muskeln – und das bis zu 72 Stunden nach einer starken Beanspruchung der Muskeln. Von Muskelkater können alle Muskeln des Körpers (außer natürlich dem Herzmuskel) betroffen sein.

Leichte Bewegung ist ein gutes Mittel, um Muskelkater zu lindern. Lassen Sie sich nicht davon abschrecken, daß die ersten Minuten vielleicht sehr schmerzhaft sind.

Verfärbungen bei Prellungen und Blutergüssen

Bei Prellungen, Blutergüssen (Hämatomen) und Quetschungen kommt es häufig zu Schwellungen und dunklen Verfärbungen an der Stelle, wo man einen Schlag, einen Stoß o. ä. erlitten hat. Blutergüsse werden durch eine Verletzung der Blutgefäße an Bändern, Sehnen, Muskeln oder Knochen, bei der Blut ins Gewebe gesickert ist, verursacht. Dieses verfärbt sich im Lauf der nächsten Tage und Wochen: Zunächst ist die Stelle dunkelblau oder -rot; dann geht die Färbung allmählich in helles Grüngelb über. Vor allem in den ersten Tagen kann die Stelle sehr schmerzen, wenn man sie berührt. Teebaumöl lindert hier die Schmerzen, fördert den Abbau der roten Blutkörperchen, den Rückgang der Schwellung und die Heilung des verletzten Gewebes.

Direkte Anwendung: Tragen Sie auf die verletzte Stelle ein paar Tropfen reines Teebaumöl auf. Wiederholen Sie die Behandlung 2 Tage lang ungefähr alle 6 bis 8 Stunden.

Kompressen: Wringen Sie einen Waschlappen oder ein Leinentuch in kaltem Wasser aus, und beträufeln Sie diese mit einigen Tropfen Teebaumöl. Dann legen Sie die Kompresse auf die verletzte Stelle auf und lassen sie etwa 30 Minuten lang dort liegen.

▶ **Tip:** Halten Sie direkt nach der Verletzung die betroffene Stelle unter fließend kaltes Wasser.

Kälte kann manchmal Wunder wirken

Kälte ist ein altbewährtes Mittel, das bei akuten Entzündungen und Verletzungen hilft. Unter der Kälteeinwirkung ziehen sich die Gefäße zusammen, Blutungen werden gestillt, Schwellungen gehen zurück, und Schmerzen werden gelindert. Als Sofortmaßnahme bei Prellungen, Quetschungen und Verstauchungen haben sich sogenannte Kältepackungen bewährt: Füllen Sie Eiswürfel in Plastikbeutel, und umwickeln Sie sie mit einem Handtuch. Eis darf nie direkt auf die Haut gelegt werden.

Muskelzerrung oder Muskelfaserriß?

Neben den Nerven, die das Signal für die Bewegung bzw. die »Muskelarbeit« geben, ermöglichen die Muskeln die Bewegung des Körpers. Jeder Muskel ist ein durch Bindegewebe zusammengehaltenes Bündel von Muskelfasern. Wird eine Muskelfaser durch Überbeanspruchung so überdehnt, daß sie an winzigen Stellen einreißt, spricht man von einer Zerrung. Von einem Muskelfaserriß spricht man, wenn eine größere Verletzung im Flechtwerk des Muskels vorliegt. Punktartige oder stechende Schmerzen, die sich bei Druck verstärken, sowie manchmal eine Delle oder Beule an der Verletzungsstelle sind typische Symptome. Für die Soforttherapie bietet sich auch hier eine Behandlung mit Teebaumöl an: Kompressen oder direkte Anwendungen (siehe Seite 108) sind dabei besonders hilfreich.

Nehmen Sie eine Muskelzerrung oder einen Muskelfaserriß nicht auf die leichte Schulter! Wird die Verletzung nicht vollständig auskuriert, können mehrere Muskelfasern vernarben. An diesen Stellen verliert der Muskel seine Elastizität.

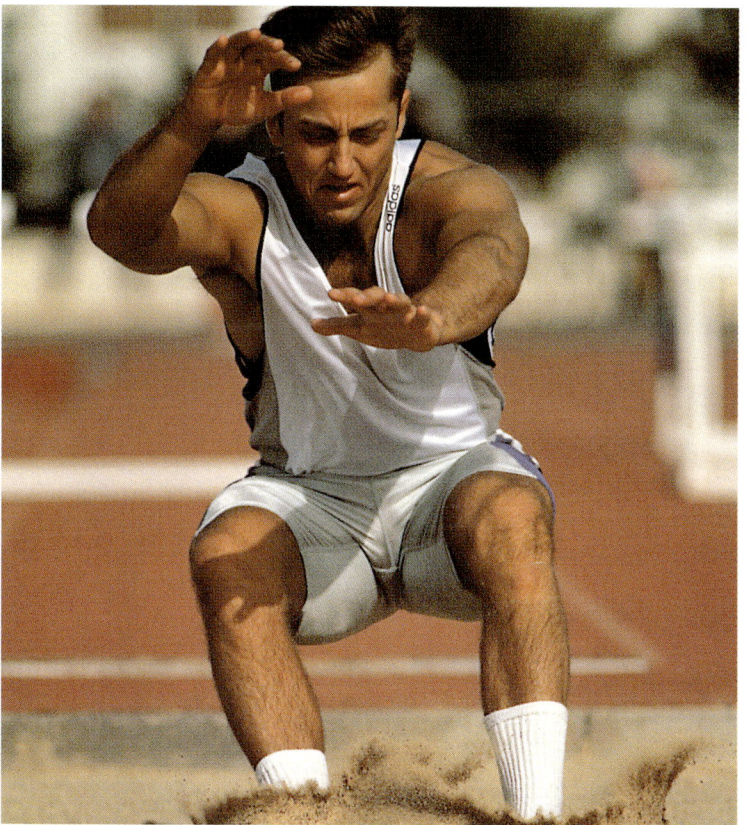

Bis eine Muskelzerrung abgeklungen ist, dauert es ungefähr vier Wochen. Ein Muskelriß benötigt etwa sechs Wochen zur Heilung. Es können allerdings mehr als drei Monate vergehen, bis die Muskeln ihre alte Kraft vollständig zurückerhalten haben.

Der passive Bewegungsapparat: Sehnen und Bänder

Sehnen sind Bestandteile des sogenannten passiven Bewegungsapparates; auch auf sie kann sich eine körperliche Überbeanspruchung negativ auswirken. Sehnen sind Bündel, die aus kollagenen Fasern bestehen. Von den Bindegewebshüllen werden sie zu Funktionseinheiten zusammengefaßt. Sehnen können rund, platt oder flächig sein, wobei sie vor allem der Anheftung von Muskeln an Knochen und an Gelenke dienen. Den Zug des Muskels überträgt die Sehne auf die Knochen. Tatsächlich sind Sehnen zwar sehr »zugfest«, aber kaum dehnbar, weshalb sie – vor allem bei Überbelastung – anfällig für Zerrungen, Risse und Entzündungen sind. Bänder sind in ihrer Struktur den Sehnen sehr ähnlich. Sie halten und sichern die einzelnen Gelenke an ihren jeweiligen Orten. Wenn der Bandapparat eines Gelenks zu stark gedehnt wird, spricht man von einer Verstauchung.

Besonders häufig sind bei Verstauchungen die Knie- und Fußgelenke betroffen, beispielsweise wenn man stürzt oder wenn der Fuß umknickt. Verstauchungen gehen häufig mit Schwellungen des Gelenks sowie mit Blutergüssen einher.

Sehnenzerrungen und -risse bei Belastungen

Zerrungen und Risse von Sehnen und Bändern entstehen, wenn diese über ihr normales Maß hinaus gedehnt werden. Bei Zerrungen treten Schmerzen vor allem beim Beugen oder Strecken eines Gelenks auf. Bei Sehnen- oder Bänderrissen kommt es zu einem starken Schmerz, und der mit der Sehne verbundene Muskel kann nicht mehr bewegt werden. Meistens zeigt sich in dem verletzten Bereich eine Beule oder Delle, die allmählich in eine größere Gewebeschwellung übergeht. Gesunde Sehnen oder Bänder reißen nur bei ungewöhnlicher Belastung, so etwa bei einem Sturz oder wenn eine angespannte Sehne einen Tritt oder Stoß bekommt, wie das z. B. bei einem Fußballspiel schnell passieren kann. Auch durch Laufen, vor allem durch Kurzstreckenlauf, Weitsprung oder Tennis können Sehnen plötzlich reißen. Wenn Sie den Verdacht haben, daß Sie sich Ihre Sehne oder Ihre Bänder gezerrt oder gar gerissen haben, sollten Sie sofort den Arzt aufsuchen. Nur er kann beurteilen, wie schwerwiegend die Verletzung ist. Manchmal sind Schienen- oder Gipsverbände zur Ruhigstellung notwendig. Eine gerissene Beuge- oder Strecksehne muß sogar meistens operiert werden.

Vorsicht bei Verbänden!
Legen Sie bei einer Sehnen- oder Bänderzerrung nur dann Kompressions- oder Stützverbände an, wenn Sie es gelernt haben! Ein falscher Druck oder Zug kann den Schaden vergrößern! Außerdem helfen die sogenannten funktionellen Verbände in der Regel nur bei Zerrungen und nicht bei Sehnen- oder Bänderrissen.

Bei Sehnen(scheiden)entzündungen ist Ruhe angesagt

Wenn das Gewebe, das die Sehne umgibt, schlecht durchblutet ist oder wenn die Sehnenscheide entzündet ist, verkümmert die Sehne. Eine krankhafte Sehne ist kaum belastbar und wird dadurch außerordentlich anfällig für Zerrungen und Risse. Von einer Sehnen- oder Sehnenscheidenentzündung (Tendovaginitis) sind häufig die Sehnen des Unterarms betroffen. Diese Erkrankungen können so schlimm werden, daß es dem Betroffenen nicht mehr möglich ist, Gegenstände festzuhalten. Ständige Überbelastungen und einseitige Bewegungen, wie etwa Maschinen-, Computertätigkeiten oder Stricken, fördern Sehnen- und Sehnenscheidenentzündungen in besonderem Maße. Das häufige Training auf harten Bodenbelägen, wie dies etwa bei Hallensportarten der Fall ist, begünstigt Entzündungen der Sehnen an den Knie- und Fußgelenken.

Bei den ersten Anzeichen einer Entzündung ist sofortige Schonung des betroffenen Körperteils angesagt. Kältebehandlungen können den akuten Schmerz lindern. Meistens sind jedoch physikalische Behandlungen wie Ultraschall oder Heilgymnastik erforderlich. Dann ist ein Arztbesuch zu empfehlen.

Nicht nur die Sehnenscheiden, sondern auch die Sehnen selbst können sich entzünden (Tendinitis). Weit verbreitet ist z. B. die sogenannte schmerzhafte Schultersteife, die bei Anheben des Arms in einem bestimmten Winkel Schulterschmerzen verursacht.

Behandlung mit Teebaumöl

Wie bei allen entzündlichen Prozessen im Körper kann Teebaumöl auch zur Linderung von Sehnen- und Sehnenscheidenentzündungen eingesetzt werden. Doch ersetzt diese Form der Selbstbehandlung nicht den Besuch beim Arzt. Als begleitende Maßnahme können Sie Teebaumöl jedoch anwenden.

Direkte Anwendung: Tragen Sie auf die entzündete Stelle ein paar Tropfen reines Teebaumöl auf. Führen Sie die Behandlung täglich 2- bis 3mal durch, bis die Symptome abgeklungen sind.

Kompressen: Wringen Sie einen Waschlappen oder ein Tuch in kaltem Wasser aus, und beträufeln Sie diese mit einigen Tropfen Teebaumöl. Dann legen Sie die Kompresse auf die betroffene Stelle auf und lassen sie etwa 30 Minuten lang dort liegen.

Zur Vorbeugung von Sehnen- und Sehnenscheidenentzündungen sollten Sie dafür sorgen, daß Sie Abwechslung in die Bewegungsabläufe bringen. Legen Sie immer wieder Pausen ein, und schütteln, dehnen und bewegen Sie die Arme.

Teebaumöl zur Vorbeugung von Sportverletzungen

Bei allen Verletzungen von Knochen und Gelenken muß der betroffene Körperteil ruhiggestellt werden, bis der Arzt mit der Untersuchung beginnen kann.

Der sicherste Schutz vor Sportverletzungen ist die richtige Selbsteinschätzung der körperlichen Kräfte. Nur wer die natürlichen Grenzen seines Körpers akzeptiert, wird das eigentliche Ziel von sportlichen Aktivitäten erreichen, nämlich sich fit und vital zu fühlen und seine Gesundheit dauerhaft zu stärken. Dies gilt in besonderem Maße für Anfänger oder Wiedereinsteiger: Gerade wenn Ihr Körper lange Zeit untrainiert war, sollten Sie jede Form von Sport langsam angehen lassen. Wenn Sie trotz aller Vorsicht doch eine Sportverletzung erlitten haben, dann ist das oberste Gebot, auf jegliche sportliche Betätigung zu verzichten und die Verletzung so lange auskurieren zu lassen, bis der Heilungsprozeß vollständig abgeschlossen ist. Wer regelmäßig Sport treibt, kann Maßnahmen treffen, um seine körperliche Fitneß zu unterstützen. So haben sich z. B. Einreibungen oder Massagen mit Teebaumöl bewährt, die am ganzen Körper oder gezielt an bestimmten Körperteilen vorgenommen werden.

Vorsicht bei Schmerzen!
Knochenbrüche sind für den Laien nicht immer zu erkennen, weil die Verletzten die (an)gebrochenen Gliedmaßen manchmal sogar noch bewegen können. Suchen Sie immer sofort den Arzt auf, wenn die Verletzung in der Nähe eines Knochens erfolgt ist und wenn die Schmerzen stärker werden.

Vollbad: Geben Sie 8 bis 10 Tropfen reines Teebaumöl ins warme Badewasser. Unmittelbar nach körperlichen Aktivitäten, etwa zur Vorbeugung gegen Muskelkater, aber auch zur allgemeinen Entspannung, haben sich Vollbäder mit Teebaumöl als hilfreich erwiesen.

Massage: Massieren Sie 1- bis 2mal wöchentlich stark beanspruchte Körperteile mit einem Massageöl auf der Basis von Oliven-, Jojoba-, Mandel- oder Avocadoöl, dem Sie reines Teebaumöl beigegeben haben. Das Mischungsverhältnis sollte 20 bis 40 Tropfen Teebaumöl auf 100 ml Pflanzenöl betragen. Füllen Sie die Mixtur in eine dunkle Flasche ab, und schütteln Sie diese immer vor Gebrauch.

Direkte Anwendung: Reiben Sie stark beanspruchte Körperteile wie die Gliedmaßen, den Rücken (z. B. entlang der Wirbelsäule) oder die Schultern mit einigen Tropfen reinem Teebaumöl ein. Weil Teebaumöl u. a. die Durchblutung fördert, bietet sich auch die direkte Anwendung vor dem Training an.

112

Sofortbehandlung bei Schnitt- und Schürfwunden

Für die Bundjalung-Aborigines war Teebaumöl einst das Standardmittel, um Erste Hilfe bei Schnitt-, Schürf- und sonstigen Wunden zu leisten. Sie zerrieben die Blätter der Melaleuca alternifolia und legten sie auf die Verletzungen, um Schmerzen zu lindern, Infektionen vorzubeugen und den Heilungsprozeß insgesamt zu fördern. Anschließend bedeckten sie die Wunden mit warmen Schlammpackungen.

Heute brauchen wir nicht mehr mühevoll die Teebaumölblätter zu zerstampfen. Ein Griff nach der dunklen Teebaumölflasche genügt, und man ist sofort in der Lage, Schrammen und aufgeschlagene Knie bei Kindern oder die kleinen Verletzungen, die während der Haus- oder Gartenarbeit entstanden sind, zu behandeln. Direkt auf die Wunde aufgetragen, lindert Teebaumöl schnell den Wundschmerz und desinfiziert nachhaltig. Außerdem wirkt es nicht nur auf der Hautoberfläche, sondern beseitigt auch in der Tiefe der Wunde Eiter und Schmutzpartikel. Schließlich regt das ätherische Öl die Durchblutung an.

Stark blutende Wunden sollten erst ausbluten, bevor Sie mit Teebaumöl behandelt werden. Dadurch reinigt sich die Wunde quasi selbst, da auf diese Weise Schmutzpartikel herausgeschwemmt werden.

Behandlung mit Teebaumöl

Bei kleineren Verletzungen streichen Sie mit einem Wattestäbchen die Schürf- oder Schnittwunde mit einigen Tropfen reinem Teebaumöl aus. Bei größeren Wunden empfiehlt sich das Anlegen eines Wundverbands, der täglich erneuert wird. Auf diesen können Sie einige Tropfen Teebaumöl geben. Die durchtränkte Seite des Verbandes legen Sie genau auf die Wunde. Bevor Sie den Verband anlegen, sollten Sie die Wunde gegebenenfalls mit klarem Wasser säubern und anschließend mit reinem Teebaumöl desinfizieren. Wenn es bei einer Verletzung – trotz der Anwendung von Teebaumöl – zu einer Entzündung oder zu Wundbrand kommt, ist ein Arztbesuch dringend erforderlich! Das gilt natürlich auch für den Fall, daß eine Wunde wegen ihrer Größe genäht oder geklammert werden muß.

Auch wenn der akute Schmerz einer Verletzung oder offenen Wunde nachgelassen hat, sollte die Behandlung mit Teebaumöl fortgeführt werden. Bei tiefen Schnittwunden empfiehlt sich beispielsweise eine sieben- bis achttägige Anwendung.

113

Holzsplitter in der Haut lassen sich meistens gut selbst entfernen. Wenn Sie sich jedoch durch einen rostigen Nagel, eine Konservendose oder ein Stück Draht verletzt haben, sind Sie in hohem Maße infektionsgefährdet! Sie sollten dann den Fremdkörper nicht selbst entfernen, sondern gleich den Arzt oder die Unfallstation des Krankenhauses aufsuchen.

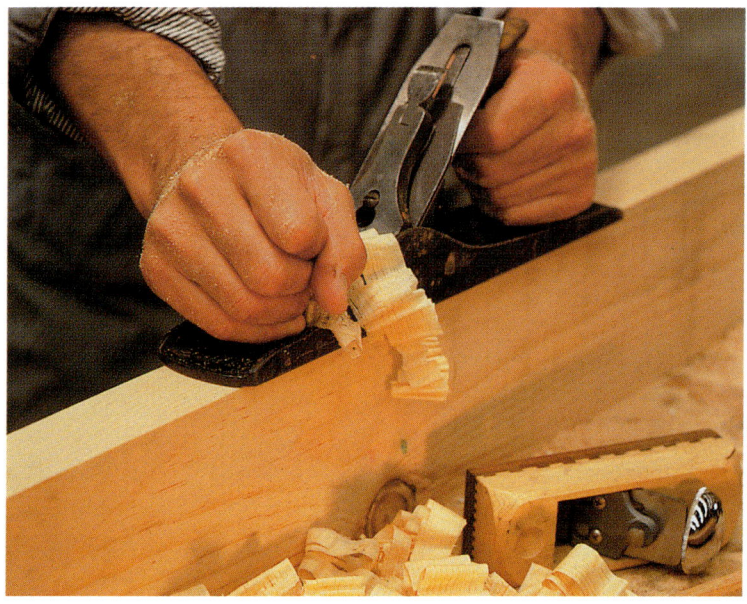

Sanfte Beseitigung von Splittern

Splitter können sehr leicht in die Haut eindringen. Dabei ist es oft schwierig, vor allem kleine Holzsplitter oder Dornen von Rosen oder Beerensträuchern wieder aus der Haut herauszuziehen. Abgesehen davon, daß es ein unbehagliches Gefühl ist, Fremdkörper in der Haut zu haben, können Splitter auch schmerzhafte Entzündungen hervorrufen. Deshalb ist es wichtig, daß sie dennoch schnellstmöglich entfernt werden. Bei Stichwunden durch Splitter wirkt Teebaumöl schmerzlindernd und beugt einer Infektion der Wundstelle vor.

● Ziehen Sie den Splitter vorsichtig mit einer Pinzette heraus. Geben Sie anschließend ein paar Tropfen Teebaumöl direkt auf die betroffene Stelle. Decken Sie die Wunde mit einem Pflaster ab.

● Falls sich der Splitter nicht entfernen läßt, bedecken Sie die Wundstelle mit Heilerde, die Sie vorher mit etwas Wasser und einigen Tropfen Teebaumöl angerührt haben. Decken Sie die Heilerde von außen mit einer Mullbinde oder einem Pflaster ab, und lassen Sie die Heilerde 2 Stunden lang einwirken. Versuchen Sie nun noch einmal, den Splitter mit der Pinzette zu entfernen.

Vorsicht bei Mullbinden!
Die Mullbinde wird ausschließlich zum Befestigen einer (sterilen) Wundauflage verwendet. Mullbinden dürfen nie direkt auf die Wunde gelegt werden.

Was tun bei Verbrennungen?

Die Haut ist ein lebendes Gewebe, weshalb schon eine kurzzeitige Erhitzung über 49 °C ihre Zellen schädigt. Je nach Schwere (ab Verbrennungen zweiten Grades) ist bei einer Verbrennung die Behandlung durch den Arzt erforderlich.

Besonders bei größeren Brandwunden, die über zehn Prozent der Körperoberfläche ausmachen, verliert der Betroffene viel Gewebeflüssigkeit. Dieser Flüssigkeitsverlust kann zu einem Schock führen. Dabei sinkt der Blutdruck, und die Pulsfrequenz steigt. Auffällig sind außerdem eine fahle Blässe im Gesicht des Verletzten, eine kalte Haut, Unterkühlungserscheinungen und Schüttelfrost am ganzen Körper sowie (kalter) Schweiß auf der Stirn. Diese Symptome können von Fieberanfällen und Kreislaufbeschwerden begleitet werden. Insgesamt wirkt der Verletzte sehr unruhig.

Die einzelnen Grade einer Verbrennung

Bei Verbrennungen unterscheidet man je nach Schwere zwischen drei Graden.

Erster Grad: Die Haut ist stark gerötet, teilweise geschwollen und schmerzt. Nach einiger Zeit löst sich die oberste Hautschicht (Epidermis).

Zweiter Grad: Auf den geröteten Hautstellen bilden sich Bläschen mit einer klaren Flüssigkeit. Die Schmerzen werden stärker. Schließlich brechen die Bläschen auf, und die Flüssigkeit tritt aus. Je größer die Brandwunde, desto eher bilden sich nach der Heilung Narben.

Dritter Grad: Die Haut ist in allen ihren Schichten zerstört und verfärbt sich ins Schwärzliche. Die Schmerzen können anfänglich nahezu unerträglich sein. Das betroffene Gewebe stirbt ab und muß möglicherweise durch eine Hauttransplantation ersetzt werden.

Hat der Betroffene einen Schock erlitten, muß man bis zum Eintreffen des Arztes seinen Puls und die Atmung überprüfen. Zur Orientierung: Im Ruhezustand hat ein Erwachsener einen Puls von 60 bis 80 Schlägen in der Minute.

Was Sie sonst noch tun können:

✦ Heben Sie die Beine des Verletzten an, und lagern Sie diese erhöht.

✦ Um den Wärmeverlust zu verhindern, legen Sie den Verletzten vorsichtig auf eine Decke und packen ihn dann warm ein.

✦ Sprechen Sie beruhigend auf den Verletzten ein, und lassen Sie ihn keine Sekunde allein.

✦ Verabreichen Sie ihm keine Nahrung oder Flüssigkeit.

Teebaumöl bei kleineren Brandwunden

Mit einem leichten Sonnenbrand haben Sie sich bereits eine Verbrennung ersten Grades zugezogen. Um Sonnenbrand zu lindern, können Sie einige Tropfen reines Teebaumöl direkt auf die betroffenen Wunden auftragen. Oder Sie verwenden eine fertige Teebaumölsalbe. Beide Maßnahmen lindern den Schmerz und verhindern, daß Brandblasen entstehen.

Kleinere Brandwunden ersten Grades reagieren sehr gut auf die Behandlung mit Teebaumöl. Doch sollten Sie weder Teebaumöl noch andere Hausmittel wie etwa Mehl, Puder, Brandsalben o. ä. auf größere Brandwunden geben, bei denen Sie den Verdacht haben, daß es sich dabei um Verbrennungen zweiten oder gar dritten Grades handeln könnte. Rufen Sie statt dessen sofort einen Arzt. Eine unsachgemäße Behandlung verschlimmert die Brandwunden und das Leiden des Verletzten.

Direkte Anwendung bei kleineren Brandwunden: Halten Sie die verbrannten Stellen unter fließend kaltes Wasser, bis der Schmerz vergeht (5 bis 10 Minuten). Tragen Sie danach einige Tropfen reines Teebaumöl auf die Wunde auf. Diese Behandlung sollten Sie 3mal täglich wiederholen, bis die Wunde verheilt ist.

Erste Hilfe bei Verbrennungen

Die aufgeführten Erste-Hilfe-Maßnahmen bei Verbrennungen stellen nur Überbrückungsmaßnahmen bis zum Eintreffen des Arztes dar.

● Halten Sie verbrannte Gliedmaßen sofort unter fließend kaltes Wasser, oder tauchen Sie diese in kaltes Wasser. Bei großflächigen Verbrennungen oder Verbrennungen am Rumpf oder im Gesicht darf nur mit feuchten Tüchern gekühlt werden.

● Öffnen Sie niemals Brandblasen.

● Die Wunden sollten locker in sterile Tücher (möglichst Brandwundentücher) eingeschlagen und keinesfalls vorher mit Brandsalben behandelt werden.

● Bei Verbrühungen mit einer heißen Flüssigkeit muß die nasse Kleidung möglichst rasch entfernt werden.

● Wenn noch Fetzen von verbrannten Kleidungsstücken an der Haut kleben, entfernen Sie diese bitte auf keinen Fall, sondern überlassen Sie das Herunternehmen dem Arzt. Wickeln Sie die sterilen Tücher einfach über die Kleidungsreste.

● Wickeln Sie den Verletzten sofort in warme Tücher, denn er darf keine Wärme verlieren.

● Wenn der Patient bei klarem Bewußtsein ist, sollte er reichlich salzhaltige Flüssigkeit (z. B. Mineralwasser ohne Kohlensäure) trinken, um einem Schock vorzubeugen.

Insektenstichen vorbeugen

Bereits im Zusammenhang mit den vielfältigen Anwendungen von Teebaumöl in Haus und Garten (Seite 52ff.) wurde erwähnt, daß Teebaumöl ein außerordentlich wirksames Mittel zum Schutz vor Insekten ist. Es vertreibt nicht nur Insekten, sondern es hilft auch bei Stichen und Bissen, indem es Juckreiz und Schmerzen lindert und wirksam Infektionen vorbeugt. Sofort auf einen Mücken-, Bienen-, Wespenstich oder Ameisenbiß aufgetragen, verhindert Teebaumöl oft sogar Rötungen und Schwellungen, die am Einstichort normalerweise unvermeidlich sind.

Insektenstiche – Anwendungen mit Teebaumöl

Direkte Anwendung: Reiben Sie als Erste-Hilfe-Maßnahme die schmerzende oder juckende Hautstelle mit einigen Tropfen reinem Teebaumöl ein.

Vollbad: Vor allem wenn Sie von Insekten gleich mehrmals gestochen wurden, wirkt ein warmes Vollbad lindernd, dem Sie 8 bis 10 Tropfen reines Teebaumöl zugefügt haben.

Vorbeugung: Mücken oder Ameisen werden von Teebaumöl abgestoßen. Menschen, die für Mückenstiche besonders anfällig sind, sollten sich mit Teebaumölseife waschen oder ihrer Körperlotion reines Teebaumöl zufügen. Für die Nacht empfiehlt es sich, eine Aromalampe ins Schlafzimmer zu stellen und einige Tropfen reines Teebaumöl verdunsten zu lassen.

> **Bei Bienen- oder Hornissenstichen muß der zurückgebliebene Stachel immer entfernt werden. Bei Wespen-, Bienen- und Hornissenstichen im Mundraum müssen Sie sofort den Notarzt verständigen! Es besteht durch die schnelle Schwellung der Schleimhaut Erstickungsgefahr. Als Erste-Hilfe-Maßnahme kann man Zucker im Mund zergehen lassen.**

> **Bei Kratz- und Bißwunden von Tieren sollte auf jeden Fall ein Arzt aufgesucht werden, weil nach solchen Verletzungen immer die Gefahr einer Tetanus-, Gasbrand- oder Tollwutinfektion besteht.**

Teebaumöl bei Kratz- und Bißwunden

Bei Kratz- und Bißwunden, etwa durch Hunde oder Katzen, ist Teebaumöl als antiseptisches Mittel hilfreich. Tupfen Sie einige Tropfen sanft mit einem Wattestäbchen auf die Wunde. Wenn Sie sich nicht sicher sind, ob Ihre Tetanusschutzimpfung noch wirkt, sollten Sie den Arzt aufsuchen!

Teebaumöl in der Reise- und Hausapotheke

Teebaumöl ist auf Reisen ein wichtiger Begleiter

Ihre Reiseapotheke sollte in erster Linie Mittel zur Selbstbehandlung von unkomplizierten Erkrankungen enthalten. Dabei ist es wichtig, daß Sie auch Ihre persönlichen Schwachpunkte berücksichtigen, um möglichen Beeinträchtigungen des körperlichen und seelischen Wohlbefindens vorzubeugen. Ansonsten dürften Sie gerade mit Teebaumöl während einer Reise gut gerüstet sein, um harmlose, aber lästige Erkrankungen zu behandeln.

Ein Mittel – viele Anwendungen

Außer Teebaumöl sollte Ihre Reiseapotheke noch folgende Mittel enthalten:
- **Pflaster in verschiedenen Größen**
- **Verbandsstoff, Mullbinden und elastische Binden**
- **Ein einfaches Schmerzmittel (z. B. Aspirin)**
- **Ein Medikament aus natürlichen Wirkstoffen gegen Darminfektionen und Reisekrankheit**
- **Ein Sonnenschutzmittel mit hohem Lichtschutzfaktor**

● Zur Vorbeugung gegen Insektenstiche oder -bisse reiben Sie gefährdete Körperpartien mit einigen Tropfen reinem Teebaumöl ein. Nachts stellen Sie ein Schälchen mit heißem Wasser auf, dem Sie ein paar Tropfen Teebaumöl zugefügt haben.

● Mit Teebaumöl lindern Sie unangenehme Folgen von Insektenstichen und -bissen. Tragen Sie Teebaumöl direkt auf die betroffenen Stellen auf.

● In jede Reiseapotheke gehört ein Mittel zur Desinfizierung von Verletzungen und Wunden. Wegen seiner antiseptischen Eigenschaft ist Teebaumöl bestens geeignet, jede Art von Verletzung zu reinigen und zu desinfizieren.

● Besonders wenn Sie zu Pilzinfektionen neigen, sollten Sie im Urlaub auf Teebaumöl nicht verzichten und bei den ersten Anzeichen einer Erkrankung sofort einige Tropfen des ätherischen Öls auf die betroffenen Stellen auftragen.

● Wenn Sie sich erkälten oder wenn Ihre Haut plötzlich allergische Reaktionen (z. B. Sonnenallergie) zeigt, sollten Sie sofort Teebaumöl anwenden.

● Bei einem leichten Sonnenbrand empfiehlt es sich, die betroffenen Stellen mit einigen Tropfen reinem Teebaumöl zu behandeln.

Teebaumöl – unverzichtbar für jede Hausapotheke

Daß Teebaumöl ein Muß für jede Hausapotheke ist, dürfte durch dieses Buch in jeder Hinsicht deutlich geworden sein. Reines Teebaumöl, selbsthergestellte Teebaumölmischungen oder industriell gefertigte Teebaumölprodukte sind vielfältig anwendbar. Teebaumöl ist auch für die Naturmedizin unverzichtbar, da sich dieses Allroundmittel sowohl für Erste-Hilfe-Maßnahmen als auch für Langzeitbehandlungen von verschiedenen chronischen Erkrankungen bewährt hat. Und: Es hat – im Gegensatz zu vielen anderen Medikamenten – kaum Nebenwirkungen. Auch im Haushalt bzw. in allen Bereichen, in denen eine besondere Hygiene erforderlich ist, sowie im Garten – zum Pflanzenschutz oder zur Vorbeugung gegen Insektenstiche – sollte Teebaumöl nicht fehlen. Kurzum: Sie tun sich etwas Gutes, wenn Sie Teebaumöl (möglichst aus kontrolliert biologischem Anbau) in Ihre Haus- und Reiseapotheke aufnehmen. Sie können mit diesem erstaunlichen Mittel auf natürliche Weise Krankheiten vorbeugen und viele Krankheiten sanft, doch wirkungsvoll behandeln.

Sammeln Sie Ihre eigenen Erfahrungen mit Teebaumöl! Beginnen Sie mit einer Aromatherapie, um durch Teebaumöl zunächst ganz allgemein Ihr körperliches und seelisches Wohlbefinden zu steigern. Oder nutzen Sie eines der zahlreichen Rezepte, die in diesem Buch enthalten sind.

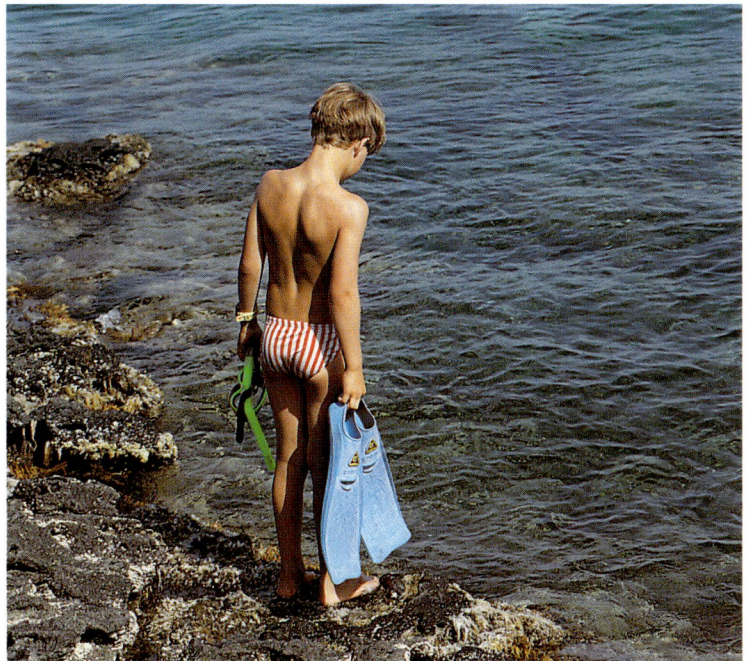

Damit der Urlaub erholsam wird, sollten Sie für die kleinen Notfälle Teebaumöl im Reisegepäck haben. Dann können Ihnen und Ihren Kindern Insektenstiche, Sonnenbrand oder kleinere Verletzungen nicht die Ferien verderben.

Praktische Tips von A bis Z

Akne – besonders Jugendliche sind betroffen

Bei Akne hat sich vor allem teebaumölhaltiges Gesichtswasser bewährt. Vermischen Sie 100 ml destilliertes Wasser mit 25 Tropfen reinem Teebaumöl. Anschließend füllen Sie die Flüssigkeit in eine dunkle Flasche und schütteln diese immer vor Gebrauch. Nach der Hautreinigung geben Sie einige Tropfen der Mixtur auf einen Wattebausch und reiben damit das Gesicht und die betroffenen Hautstellen sanft ab. Darüber hinaus können Sie Ihre Tages- und/oder Nachtcreme mit Teebaumöl anreichern. Geben Sie einige Tropfen Öl in die Gesichtscreme, wobei etwa 4 Tropfen Teebaumöl auf 1 TL Creme ausreichend sind.

Allergien – wenn die Haut überreagiert

Betupfen Sie täglich die betroffenen Hautstellen mit 1 bis 2 Tropfen reinem Teebaumöl. Außerdem tragen Sie regelmäßig eine Teebaumölsalbe auf. Teebaumöl lindert den Juckreiz bei Allergien und läßt Rötungen, Pusteln und Schwellungen abklingen. Bedenken Sie aber bitte: Auch wenn Teebaumöl die Symptome wirkungsvoll mildert – gegen die Allergie selbst und ihre Ursache bzw. ihre Auslöser ist auch Teebaumöl machtlos.

Aromatherapie – mit Düften entspannen und heilen

Geben Sie 3 bis 5 Tropfen Teebaumöl in eine Duftlampe, in den Luftbefeuchter der Heizung oder in ein Schälchen mit heißem Wasser.

Arthritis – wenn die Gelenke chronisch entzündet sind

Vermischen Sie ein Pflanzenöl (z. B. Avocado-, Mandel-, Weizenkeim- oder Olivenöl) mit reinem Teebaumöl (auf 100 ml Pflanzenöl kommen etwa 50 Tropfen Teebaumöl, auf 1 EL Pflanzenöl kommen 7 bis 8 Tropfen Teebaumöl). Erwärmen Sie die Mixtur vorsichtig (nicht kochen!), und reiben Sie dann die betroffenen Stellen damit ein. Bei starken Schmerzen empfiehlt sich auch die direkte Anwendung von Teebaumöl. Dabei können Sie einfach ein paar Tropfen reines Teebaumöl sanft mit den Fingern auftragen.

Beine – Teebaumöl bei Venenleiden und Beingeschwüren

Bei Venenleiden tut ein abendliches Bad gut: Geben Sie 6 Tropfen Teebaumöl in eine Schüssel mit warmem Wasser, und baden Sie Ihre Beine 15 Minuten darin. Bei Beingeschwüren empfiehlt es sich, 2- bis 3mal täglich einige Tropfen reines Teebaumöl direkt auf die Geschwüre aufzutragen. Anschließend sollten Sie Teebaumöllotion oder -salbe verwenden. Die Rötung klingt im allgemeinen innerhalb eines Tages ab.

Blasen sind manchmal unvermeidbar

Wenn man sich in neuen Schuhen Blasen gelaufen hat, ist Teebaumöl ein wirksames

Erste-Hilfe-Mittel. Auf einen Wattebausch werden 5 Tropfen reines Teebaumöl geträufelt. Mit dem Wattebausch betupfen Sie die Hautblasen mehrmals am Tag.

Blasenentzündung – überwiegend reine Frauensache

1- bis 2mal am Tag können Sie ein Sitzbad nehmen, das mindestens 15 Minuten dauern sollte. Geben Sie etwa 38 °C warmes Wasser in eine Schüssel, und träufeln Sie 6 bis 8 Tropfen reines Teebaumöl hinein.

Brandwunden sind sehr schmerzhaft

Die direkte Anwendung von Teebaumöl auf der Haut wirkt bei kleineren Brandwunden ersten Grades schmerzstillend und desinfizierend. Träufeln Sie dafür 3 bis 5 Tropfen reines Teebaumöl auf ein sauberes Tuch, und behandeln Sie damit vorsichtig die Wunde.

Dermatitis kann viele Ursachen haben

Stellen Sie eine Mixtur aus Teebaumöl und einem Pflanzenöl (Mandel-, Avocado- oder Jojobaöl) her (auf 100 ml Pflanzenöl kommen 40 bis 50 Tropfen Teebaumöl, auf 1 EL Pflanzenöl kommen 7 bis 8 Tropfen reines Teebaumöl). Die betroffenen Stellen sollten bei Bedarf (vor allem bei stärkerem Juckreiz) mehrmals am Tag eingerieben werden. Zusätzlich ist es hilfreich, alle Hautstellen, die häufig Wasser ausgesetzt sind, regelmäßig mit Teebaumölsalbe zu behandeln, um der Haut genügend Feuchtigkeit zuzuführen.

Eierstockzysten – viele Frauen haben sie

Mit Teebaumölzäpfchen oder einem in Teebaumöl getränkten Tampon, der für 2mal 12 Stunden in die Scheide eingeführt wird, kann teilweise eine Verkleinerung der Zysten bewirkt werden. Sollte die Zyste bestehenbleiben, ist jedoch ärztlicher Rat erforderlich.

Eiter – immer das Zeichen für eine bakterielle Infektion

Ob eitriger Pickel oder eitrige Wunde – dem Eiter kann man grundsätzlich durch einige Tropfen reines Teebaumöl schnell und antiseptisch entgegenwirken.

Enthaarung – ästhetisch schön, aber strapaziös für die Haut

Reiben Sie die Haut vor und nach einer Enthaarungsbehandlung – ob mit dem Rasierer oder mit Cremes ist dabei egal – mit einigen Tropfen reinem Teebaumöl ein. Statt der direkten Anwendung mit Tropfen können Sie auch Teebaumölsalbe verwenden.

Fleckekzeme können immer auftreten

Je nach Intensität sollten Sie die betroffene Stelle 2- bis 5mal täglich mit einigen Tropfen reinem Teebaumöl über einen Zeitraum von mindestens 8 Tagen behandeln.

Frostbeulen – bei Kälte und schlechter Durchblutung

Stellen Sie ein Massageöl aus Oliven-, Mandel- oder Avocadoöl und reinem Teebaumöl her (Mischungsverhältnis: 2 Trop-

fen reines Teebaumöl auf 1 TL Pflanzenöl).
Massieren Sie damit täglich Ihre Hände und
Füße – dadurch wird die Durchblutung stimuliert. Auf die juckenden lilaroten Beulen
an Zehen oder Fingern können Sie Teebaumöl direkt auftragen. Es genügt, wenn
Sie 1- bis 2mal täglich die betroffenen Stellen mit ein paar Tropfen reinem Teebaumöl
behandeln.

▌ Füße – sanfte Behandlung für strapazierte Füße

Müde Füße werden mit Fußbädern wieder
munter. Geben Sie 6 bis 8 Tropfen Teebaumöl in eine Schüssel mit warmem Wasser, und baden Sie Ihre Füße 15 Minuten
darin. Dieses Fußbad hat sich auch bei Fußpilz bewährt. Bei Fußflechte ist es ratsam,
einige Tropfen reines Teebaumöl direkt auf
die betroffenen Stellen zu träufeln.

▌ Genitalherpes ist hochgradig ansteckend

Für ein Sitzbad nehmen Sie eine große
Schüssel oder eine Sitzbadewanne, die Sie
mit warmem Wasser füllen. Fügen Sie etwa
6 bis 8 Tropfen reines Teebaumöl hinzu.
Das Sitzbad sollte höchstens 10 Minuten
dauern. Für ein Vollbad geben Sie 8 bis 10
Tropfen reines Teebaumöl ins etwa 38 °C
warme Wasser. Auch hier gilt: Niemals länger als 10 Minuten baden, damit die Bläschen nicht aufweichen.

▌ Gerstenkorn – wenn der Augenlidrand entzündet ist

Hier haben sich Dampfbäder mit Teebaumöl als sehr hilfreich erwiesen. Geben

Sie 5 Tropfen reines Teebaumöl in eine
Schüssel heißes Wasser. Nehmen Sie täglich ein Dampfbad von mindestens 10 Minuten Dauer. Bitte vergessen Sie nicht,
dabei die Augen zu schließen. Teebaumöl
fördert den Heilungsprozeß. Dennoch sollten Sie die Gerstenkörner niemals direkt
mit Teebaumöl behandeln, weil das ätherische Öl die Augen stark reizt.

▌ Gürtelrose (Herpes zoster) – eine tückische Viruserkrankung

Bei Gürtelrose empfiehlt sich sowohl die
direkte Anwendung als auch eine Mixtur
aus Teebaumöl und einem Pflanzenöl. Bei
der direkten Anwendung geben Sie mehrmals am Tag einige Tropfen reines Teebaumöl auf ein sauberes Tuch und behandeln die betroffenen Stellen damit. Für die
Mischung verwenden Sie am besten Wei-
zenkeim-, Mandel- oder Avocadoöl (auf
100 ml Pflanzenöl kommen 40 bis 50 Tropfen Teebaumöl, auf 1 EL Pflanzenöl kommen 7 bis 8 Tropfen Teebaumöl), die Sie
2- bis 3mal am Tag auftragen. Nachts können Sie die erkrankte Haut zusätzlich mit
Teebaumölsalbe bestreichen.

▌ Hämatom – ein Bluterguß kann überall am Körper entstehen

Bestreichen Sie 2mal täglich die blauen
Flecken am Körper mit einigen Tropfen reinem Teebaumöl.

▌ Hämorrhoiden – Bindegewebs- schwäche und Überanstrengung

Nehmen Sie regelmäßig warme Sitzbäder,
denen 5 Tropfen reines Teebaumöl beige-

fügt sind. Außerdem massieren Sie 1- bis 2mal täglich einige Tropfen reines Teebaumöl sanft in den Analbereich ein. Verwenden Sie zusätzlich, falls erhältlich, Teebaumölcreme und Teebaumölzäpfchen gegen Hämorrhoiden.

Hornhaut – notwendig, aber manchmal auch lästig

Hornhautstellen können in einem warmen Wasserbad, das mit einigen Tropfen reinem Teebaumöl versetzt ist, eingeweicht werden. Anschließend können Sie mit einem Wattebausch reines Teebaumöl direkt auf die Stellen auftragen.

Hühneraugen – eine Folge von zu engen Schuhen

Es hat sich bewährt, 2- bis 3mal täglich einige Tropfen reines Teebaumöl mit einem Wattebausch aufzutragen, und zwar so lange, bis die Hühneraugen verschwunden sind.

Juckreiz – wenn sich die Haut wehrt

Reines Teebaumöl hilft gegen jede Form von Juckreiz! Dazu geben Sie einige Tropfen Teebaumöl auf einen Wattebausch (oder auf ein Tuch) und reiben die entsprechenden Hautpartien damit ein. Eine andere Möglichkeit: Sie stellen eine Mixtur aus Teebaumöl und einem Pflanzenöl (z. B. Avocado- oder Jojobaöl) her (auf 100 ml Pflanzenöl kommen 40 bis 50 Tropfen Teebaumöl, auf 1 EL Pflanzenöl kommen 7 bis 8 Tropfen Teebaumöl) und tragen es auf die betroffenen Stellen auf.

Kehlkopfentzündung – nicht allein ein Sängerproblem

Geben Sie etwa 5 bis 10 Tropfen Teebaumöl in ein Glas mit warmem Wasser, und gurgeln Sie 3mal täglich damit. Das Gurgelwasser sollte jedoch niemals geschluckt werden! Teebaumöl darf nur in Absprache mit einem Arzt innerlich angewandt werden.

Kopfhautjucken – auch ohne Schuppen möglich

Juckende Kopfhaut läßt sich sehr gut mit einem teebaumölhaltigen Haarwasser behandeln. Dafür mischen Sie 100 ml 50prozentigen Alkohol (in der Apotheke oder im Reformhaus erhältlich) und etwa 100 Tropfen reines Teebaumöl und bewahren die Mixtur in einer dunklen Flasche auf. 2mal täglich sollte die Lösung auf die Kopfhaut einmassiert werden.

Kopfläuse – häufig bei Kindergarten- und Schulkindern

Versetzen Sie Teebaumölshampoo zusätzlich mit 10 Tropfen Teebaumöl, und massieren Sie diese Mischung ins Haar ein. Die Mischung sollten Sie 10 Minuten einwirken lassen und dann ausspülen. Die Behandlung wird 2mal wöchentlich wiederholt, bis alle Nissen (Eier) entfernt sind, da nur die ausgeschlüpften Kopfläuse, nicht aber die Eier abgetötet werden. Um eine Wiederansteckung und Weiterverbreitung zu vermeiden, sollten Kämme, Bürsten, Spielsachen, Bettwäsche, Handtücher und ähnliche Materialien in einer Teebaumöllösung (7 ml auf eine Wanne) desinfiziert werden.

Lippenherpes – häufig streßbedingt

Bei den lästigen Bläschen empfiehlt es sich, Teebaumöl direkt anzuwenden. Tragen Sie – je nachdem, wie großflächig die Bläschenbildung ist – mit einem Wattebausch oder einem Wattestäbchen reines Teebaumöl mehrmals täglich auf.

Muskelschmerzen sind manchmal unvermeidbar

Entweder reiben Sie die betroffenen Stellen mit reinem Teebaumöl direkt ein, oder Sie verwenden ein Massageöl, das aus Teebaumöl und einem Pflanzenöl (z. B. Avocado-, Mandel-, Oliven- oder Weizenkeimöl) hergestellt wurde (auf 100 ml Pflanzenöl kommen 40 bis 50 Tropfen Teebaumöl, auf 1 EL Pflanzenöl kommen 7 bis 8 Tropfen Teebaumöl).

Rheuma hat 100 verschiedene Gesichter

Sie können die betroffenen Stellen sowohl mit einigen Tropfen reinem Teebaumöl direkt oder mit einer Mixtur aus Pflanzenöl und Teebaumöl (auf 100 ml Pflanzenöl kommen 40 bis 50 Tropfen Teebaumöl, auf 1 EL Pflanzenöl kommen 7 bis 8 Tropfen Teebaumöl) mehrmals am Tag einreiben.

Schürfwunden – Entzündungen vorbeugen

Frisch entstandene Wunden sollten sofort mit 2 bis 3 Tropfen reinem Teebaumöl behandelt werden, wobei die Anwendung bis zur vollständigen Heilung etwa 3mal täglich wiederholt werden sollte.

Skabies (Krätze) – Milbenbefall der Haut

Bei dieser stark juckenden Hautkrankheit ist Hygiene sehr wichtig! Um eine Wiederansteckung zu vermeiden, sollten Sie Ihre Bettwäsche, Handtücher und Kleidung in Wasser waschen, dem einige Tropfen Teebaumöl zugesetzt sind. Als Desinfektionsmaßnahme und zur Linderung des Juckreizes nehmen Sie ein Vollbad, dem Sie 8 bis 10 Tropfen reines Teebaumöl zufügen. Sie können die betroffenen Hautstellen auch mit einer Feuchtigkeitscreme behandeln, der Sie einige Tropfen Teebaumöl beigegeben haben (2 bis 3 Tropfen auf 1 EL Creme) und die Sie 2- bis 3mal täglich anwenden.

Sonnenbrand fördert den Alterungsprozeß der Haut

Tragen Sie einige Tropfen reines Teebaumöl direkt auf die betroffenen Stellen auf, oder benutzen Sie eine Teebaumölsalbe. Damit lindern Sie den Schmerz und beugen der Bildung von Brandblasen vor. Dann reiben Sie den ganzen Körper mit einer teebaumölhaltigen After-sun-Lotion ein. Oder Sie geben in ein beliebiges After-sun-Präparat einige Tropfen reines Teebaumöl (2 bis 3 ml Teebaumöl auf 100 ml After-sun-Lotion) und massieren damit vorsichtig die betroffenen Stellen. Das Teebaumöl kann auch pur, mit etwas Zitronensaft vermischt, aufgetragen werden.

Soor – oft eine Folge von Antibiotika

Je nachdem, welche Körperstellen betroffen sind, eignen sich zur Behandlung Sitzbäder (6 bis 8 Tropfen Teebaumöl) oder Vollbäder (8 bis 10 Tropfen Teebaumöl) besonders gut. Baden bzw. sitzen Sie nicht länger als ungefähr 10 Minuten darin. Wenn Babys an Soor erkrankt sind, empfiehlt sich die regelmäßige Anwendung einer teebaumölhaltigen Salbe.

Verstauchung – wenn Bänder und Sehnen überdehnt werden

Tragen Sie direkt ein paar Tropfen reines Teebaumöl auf, und wiederholen Sie die Anwendung mehrmals am Tag. Oder Sie tränken einen Verband mit Teebaumöl und wickeln ihn – allerdings nicht zu fest – um die betroffene Stelle.

Warzen sind lästig, aber harmlos

Bei Warzen hat sich die direkte Anwendung von Teebaumöl besonders bewährt. Reiben Sie die Warze immer wieder mit einigen Tropfen reinem Teebaumöl ein, bis die Warze verschwunden ist.

Windpocken – hochgradig ansteckend

Für die Behandlung von Windpocken ist Teebaumöl ein geradezu ideales Mittel, denn es wirkt schmerzlindernd, juckreizlindernd und schweißtreibend, bekämpft die krankheitsauslösenden Viren und stimuliert das Immunsystem. Wenn der Patient kein sehr hohes Fieber, sondern nur erhöhte Temperatur hat, sollte er täglich 1- bis 2mal ein warmes Vollbad nehmen, dem einige Tropfen reines Teebaumöl zugefügt worden sind. Außerdem hat sich die Aromatherapie

bewährt, bei der in einer Duftlampe oder einem Schälchen mit heißem Wasser Teebaumöl im Krankenzimmer verdunstet.

Wunden heilen schneller mit Vitamin C und Teebaumöl

Träufeln Sie auf einen Wattebausch oder ein sauberes Tuch einige Tropfen reines Teebaumöl, und reiben Sie die Wunde damit ein. Dieser Vorgang sollte mehrmals täglich wiederholt werden. Und: Essen Sie zusätzlich Vitamin-C-haltige Nahrungsmittel.

Wundliegen – eine Folge von langer Bettlägrigkeit

Bestreichen Sie die betroffenen Stellen 3- bis 5mal am Tag vorsichtig mit reinem Teebaumöl.

Zahnbelag – mit der richtigen Zahnbürste kein Problem!

Lösen Sie 3 bis 5 Tropfen Teebaumöl in 1 EL Milch auf, und verdünnen Sie die Milch dann mit warmem Wasser, bis ein Glas voll ist. Es empfiehlt sich, regelmäßig 1- bis 2mal am Tag damit den Mund auszuspülen. Zusätzlich sollten Sie Ihre Zähne nur noch mit Teebaumölzahnpasta putzen.

Zahnfleischentzündung – Ursachen gibt es viele

Reiben Sie die infizierten Stellen mehrmals täglich mit einigen Tropfen Teebaumöl vorsichtig ein. Benutzen Sie regelmäßig Teebaumölzahnpasta. Auch Mundspülungen haben sich bewährt (auf ein Glas warmes Wasser kommen etwa 3 bis 5 Tropfen reines Teebaumöl).

Impressum

© 1997 W. Ludwig Buchverlag in der Südwest Verlag GmbH & Co. KG, München

Projektleitung und Redaktion: Dr. Elfi Ledig
Medizinische Fachberatung: Dr. med. Eberhard Wormer
Redaktionsleitung: Josef K. Pöllath
Bildredaktion: Bettina Huber
Produktion: Manfred Metzger
Umschlaggestaltung (unter Verwendung von Fotos [Einklinker] von Archiv Kraxenberger, München, und von Tim Low, Australien, sowie eines Fotos [Fond] von Karl Newedel, München): Heinz Kraxenberger, München
Layout: Manuela Hutschenreiter
Satz/DTP: Dirk Risch
Druck und Bindung: Westermann Druck Zwickau GmbH, Zwickau

Printed in Germany

ISBN 3-7787-3590-X

Über die Autorinnen

Dr. Nicole Schaenzler studierte Germanistik und Psychologie. Sie ist Chefredakteurin einer Zeitschrift im Food-Bereich und arbeitet als Journalistin und Fachautorin. Dabei gilt ihr besonderes Interesse der Ernährung, der Krankheitsvorbeugung, der Psychosomatik und alternativen Therapien.
Dr. med. Anke Joas ist Ärztin und Mutter von vier Kindern. Sie arbeitet als medizinische Beraterin und Fachautorin. Ihr besonderes Interesse gilt der Verbindung von Schulmedizin und alternativen Heilmethoden in den Bereichen Kinderheilkunde, Allgemeinmedizin und Innere Medizin.

Hinweis

Das vorliegende Buch ist sorgfältig erarbeitet worden. Dennoch erfolgen alle Angaben ohne Gewähr. Weder Autorinnen noch Verlag können für eventuelle Nachteile oder Schäden, die aus den im Buch gemachten praktischen Hinweisen resultieren, eine Haftung übernehmen.

Umwelthinweis

Dieses Buch und der Einband wurden auf chlorfrei gebleichtem Papier gedruckt.

Literatur

Bulla, Dr. Gisela: Natürliche Heilung durch Aromatherapie. Südwest Verlag. München 1996
Buslau, Sven-Jörg, und Gisela Schreiber: Teebaumöl praktisch anwenden. Heyne Verlag. München 1996
Diedrich, Carl-Michael, und Anne Simons: Das Teebaumöl-Praxisbuch. Scherz Verlag. Bern 1996
Drury, Susan: Die Geheimnisse des Teebaums. Windpferd Verlag. Aitrang 1992
Hellmiß, Margot, und Falk Scheithauer: Wirkungsvolle Hilfe bei Herpes. Südwest Verlag. München 1995
Kluge, Heidelore: Durch Teebaumöl gesund und schön. Südwest Verlag. München 1995
Kluge, Heidelore: Natürlich heilen und pflegen mit Teebaumöl. Südwest Verlag. München 1996
Waniorek, Linda und Axel: Teebaumöl. MVG Verlag. Landsberg am Lech 1996

Bildnachweis

AKG, Berlin: 12; Bavaria, Gauting: 6 (Picture Finders), 9, 36, 96 (TCL), 52 (Stock Star), 114 (PP); Bera Naturprodukte, Rheine: 2 u.; Das Fotoarchiv, Essen: 119 (Thomas Mayer); IFA, Taufkirchen: 49 (March), 79 (Photex), 91 (Digul), 100 (Eva), 105 (Rheinländer); Ulrich Kerth, München: 33; Tim Low, Australien: 10, 16; Mauritius, Mittenwald: 29 (H. Hoffmann); Neumond, Herrsching: 43 li. u. re.; The Image Bank, München: 109 (Terje Rakke); Tony Stone, München: 5 (Thomas Salomon), 27 (John Cardmore/BPS), 38, 74 (Ken Scott), 58 (Bruce Ayres), 60 (Pauline Cutler), 66 (John Fortunato), 69 (Howard Grey), 70, 94 (Jerome Tisne); Transglobe, Hamburg: 24 (Peter Levy), 46 (Gisela Caspersen), 86 (Popperfoto), 106 (Studio Pierer)

Register